Ton enfant intérieur n'a rien à faire

Guérir les blessures de l'âme et faire la paix avec soi-même

Simone Goldmann

Table des matières

AVANT-PROPOS

Ce livre est délibérément différent de la plupart des livres qui traitent de l'enfant intérieur. Alors que la plupart des autres livres sur ce thème se concentrent exclusivement sur la gestion du passé, rouvrant malheureusement souvent de vieilles blessures et donnant au lecteur* un sentiment d'impuissance et de vide intérieur, ce livre adopte une approche différente. La réflexion sur le passé a sans aucun doute sa raison d'être et est importante. Mes propres expériences m'ont toutefois amené à la conclusion que cela ne suffit pas pour être durablement plus heureux. Il est bien plus nécessaire de regarder vers l'avant avec courage et confiance et de se concentrer à nouveau sur l'ici et maintenant. Car il n'est pas très utile de se concentrer exclusivement sur les choses qui ne peuvent plus être changées.

Dans ce livre, vous découvrirez des moyens pratiques et efficaces pour ne plus tomber dans les pièges du passé. Il vous encourage à vous défaire de vos anciennes chaînes et à vous engager sur le chemin de la guérison émotionnelle. Mais au lieu de partir constamment à la recherche des parties manquantes de votre enfant intérieur, vous êtes également encouragé à vivre dans le présent et à trouver votre bonheur ici et maintenant.

Imaginez le poids qui vous sera retiré lorsque vous laisserez enfin derrière vous d'anciens traumatismes. Imaginez à quel point il est agréable de se libérer enfin des expériences douloureuses de son passé. Vous remarquerez à quel point vous vous sentirez mieux et à quel point la vie peut être belle si vous le permettez. Lâchez ce qui vous retient.

Faites le premier pas vers une vie plus heureuse. J'espère de tout cœur que ce livre vous aidera.

Je vous souhaite le meilleur.

Dangers de la confrontation avec l'enfant intérieur

Avant de lire ce livre et d'appliquer les techniques qu'il contient, veuillez noter ce qui suit :

S'intéresser à l'enfant intérieur présente certainement de nombreux avantages potentiels, mais il est tout aussi important d'être conscient des risques et des effets négatifs potentiels. L'un des plus grands dangers est que le fait de se concentrer sur les vieilles blessures et les traumatismes du passé peut être potentiellement contre-productif et conduire à la résurgence ou à l'approfondissement de la douleur et de la souffrance.

La confrontation constante avec des souvenirs douloureux peut conduire à s'y enliser et à les revivre encore et encore, au lieu d'apprendre à les traiter et à s'en débarrasser. Le risque est de rester «coincé» dans le passé et de se concentrer sur ses anciennes blessures plutôt que sur l'ici et maintenant et l'avenir. Cette préoccupation excessive pour le passé peut entraîner une anxiété et une dépression accrues, car on ravive constamment des émotions et des souvenirs douloureux.

Un autre risque est que le fait de ressentir et d'exprimer constamment la douleur et la souffrance, même dans un contexte thérapeutique, peut conduire à une sorte de «masochisme émotionnel». On peut commencer à se complaire dans sa douleur et à la considérer comme faisant partie de son identité, au lieu d'apprendre à la guérir et à s'en débarrasser.

Un exemple d'une telle situation serait une bonne connaissance à moi. Elle a 38 ans et sera nommée ici Louise (remarque : tous les noms cités dans ce livre sont des noms inventés afin de protéger les droits de la personnalité des personnes concernées). Louise a commencé une thérapie pour résoudre ses problèmes d'estime de soi et de relations.

Sa thérapeute lui a suggéré de se concentrer sur son enfant intérieur afin de comprendre et de traiter les racines de ses problèmes. Louise s'est mise au travail avec beaucoup de dévouement et a commencé à plonger profondément dans son passé afin de reconnaître et de traiter ses anciennes blessures et traumatismes.

Au début, ce travail semblait productif et salutaire. Louise avait l'impression de progresser et commençait à développer une compréhension et une compassion plus profondes pour son enfant intérieur et ses douleurs. Mais après un certain temps, elle a commencé à consacrer de plus en plus de temps et d'énergie à son passé et à plonger de plus en plus profondément dans ses anciennes blessures et traumatismes.

Louise a commencé à s'enfoncer de plus en plus dans ses anciennes douleurs et angoisses. Elle passait de plus en plus de temps à ruminer et à réfléchir sur son passé, et son humeur et son bien-être commençaient à se dégrader. Elle se sentait de plus en plus déprimée et anxieuse, et ses problèmes ici et maintenant - comme ses problèmes relationnels et sa faible estime de soi - semblaient ne faire qu'empirer.

Finalement, Louise en est arrivée à un point où elle se concentrait presque exclusivement sur son passé et n'était presque plus capable de se concentrer sur son présent ou son avenir. Sa dépression et son anxiété ont atteint un niveau alarmant et il est devenu clair que son attention intense à son enfant intérieur était devenue contre-productive et avait un impact négatif sur sa santé mentale et son bien-être général.

Cet exemple illustre les risques et dangers potentiels du travail avec l'enfant intérieur. Il souligne la nécessité d'une approche prudente et équilibrée de ce type de thérapie et l'importance de prendre en compte les besoins et les circonstances propres à chaque personne. Un encadrement professionnel par un thérapeute qualifié est parfois indispensable pour s'assurer que le travail avec l'enfant intérieur est effectué de manière sûre et efficace et qu'il contribue à la guérison et à un changement positif, plutôt qu'à la douleur et à la souffrance.

Je vais vous montrer un autre exemple qui illustre les dangers du travail avec l'enfant intérieur. Arthur (45 ans) a eu une enfance extrêmement traumatisante, au cours de laquelle il a été victime d'abus sexuels, ce qui a entraîné de profondes blessures psychologiques. Adulte, Arthur a lutté contre de nombreux problèmes psychologiques, dont une grave dépression, de l'anxiété et un trouble de stress post-traumatique.

Sur les conseils de son thérapeute, Arthur a commencé à s'intéresser de près à son enfant intérieur, dans l'espoir de traiter ses traumatismes et de trouver la guérison. Cependant, dans de nombreux aspects de ce travail, Arthur n'était pas encore prêt ou capable de faire face à ses blessures profondes. La pression de s'occuper de son enfant intérieur et la confrontation avec son traumatisme qui en résulte se sont révélées écrasantes.

Au lieu de trouver un soulagement ou des progrès, Arthur se sentait de plus en plus dépassé et déclenché. En se concentrant intensément sur son traumatisme, il a rouvert de vieilles blessures qui n'étaient pas encore suffisamment guéries. Ses symptômes de stress post-traumatique se sont aggravés, son anxiété s'est intensifiée et il a sombré plus profondément dans la dépression.

Malgré les efforts bien intentionnés de son thérapeute pour utiliser l'enfant intérieur comme outil de guérison, le processus a effectivement entraîné une détérioration de l'état de Arthur. Il s'est retrouvé dans une spirale descendante où sa préoccupation constante pour le passé et la confrontation avec son traumatisme ont continué à miner sa santé mentale.

Le cas de Arthur est un exemple clair du fait que le travail avec l'enfant intérieur en cas d'événements extrêmement traumatisants (comme les abus sexuels) n'est pas toujours la bonne approche pour tout le monde et qu'il peut faire plus de mal que de bien s'il n'est pas utilisé correctement ou sans le soutien et la préparation nécessaires.

La guérison de l'enfant intérieur peut être un outil puissant pour traiter la douleur et les traumatismes, mais il s'agit également d'un processus très sensible qui, dans les cas les plus graves, nécessite une orientation et un soutien professionnels. En ce sens, essayer de s'occuper de la guérison de l'enfant intérieur et de travailler sur ses traumatismes uniquement en des livres peut effectivement être dangereux.

Les livres peuvent être une source d'information précieuse et un premier pas vers l'exploration de soi, mais ils ne peuvent pas remplacer un soutien psychologique qualifié. Sans le soutien d'un professionnel, il est possible de raviver par inadvertance des souvenirs ou des émotions traumatisants et de s'enfermer dans des schémas de pensée ou de comportement néfastes.

En outre, il existe un risque de mal comprendre ou de mal interpréter son propre traumatisme, ce qui peut nuire encore davantage à sa santé mentale et à son bien-être. Il peut être très difficile d'évaluer et de comprendre objectivement son propre traumatisme, et la perspective professionnelle d'un thérapeute peut être déterminante à cet égard.

En ce sens, il est problématique que les auteurs de livres sur la guérison de l'enfant intérieur n'indiquent pas suffisamment que le processus de guérison des traumatismes les plus graves nécessite un soutien professionnel et peut être potentiellement nuisible s'il est effectué sans un tel soutien. C'est pourquoi, en tant qu'auteur, je porte la responsabilité de vous informer au préalable, en tant que lecteur*, des «risques et effets secondaires» possibles.

Il est important de souligner que les livres sur la guérison de l'enfant intérieur ne sont pas intrinsèquement mauvais ou nocifs. Pour la majorité absolue des gens, ils peuvent être des outils et des ressources très utiles s'ils sont utilisés correctement. Mais les auteurs qui écrivent des livres sur ce sujet sans les mises en garde et les réserves nécessaires devraient être conscients des conséquences potentielles et prendre au sérieux leur responsabilité éthique. Il ne s'agit pas seulement d'une question d'intégrité, mais aussi de sécurité et de bien-être pour leurs lecteurs.

Il ne fait aucun doute que le passé (et si l'on veut «l'enfant intérieur en nous») a une influence considérable sur notre vie, mais il n'est pas le seul facteur qui détermine qui nous sommes ou comment nous nous sentons. En fait, une concentration excessive sur le passé et l'enfant intérieur peut souvent nous faire passer à côté du présent et de l'avenir, qui sont en fait sous notre contrôle.

Le passé, comme le mot l'indique, est passé. Il est irrévocable et immuable. Nous ne pouvons pas changer les événements qui ont eu lieu, ni annuler les actions que nous avons menées. Si nous vivons constamment dans le passé et que nous nous concentrons sur nos anciennes blessures et erreurs, nous risquons de nous retrouver pris dans une boucle de regrets et d'auto-reproches.

Le présent, en revanche, est ce que nous pouvons réellement contrôler. C'est là que nous pouvons prendre des décisions, effectuer des changements et orienter notre vie dans la direction souhaitée. En nous concentrant sur le présent, nous pouvons travailler activement à notre bien-être et à notre satisfaction et nous concentrer sur ce que nous pouvons faire pour améliorer notre situation plutôt que de nous focaliser sur ce que nous ne pouvons pas changer. C'est pourquoi, à partir du deuxième chapitre, le livre se consacre uniquement aux choses sur lesquelles vous pouvez réellement agir.

Une thérapie qui se concentre en plus sur l'ici et maintenant est, à mon avis, beaucoup plus efficace et saine dans tous les cas. En nous concentrant sur le présent, nous pouvons apprendre à mieux nous comprendre, à accepter nos sentiments et nos pensées et à développer des stratégies efficaces pour faire face à nos défis actuels. Nous pouvons apprendre à apporter des changements positifs dans notre vie, à améliorer nos relations et à mener une vie plus épanouie et plus satisfaisante.

Bien entendu, cela ne signifie pas que nous devons totalement ignorer le passé. Le passé a fait de nous ce que nous sommes aujourd'hui, et il est important de le reconnaître et de tirer les leçons de nos expériences. Mais une concentration excessive sur le passé peut nous empêcher d'exploiter pleinement le potentiel de notre présent et de notre avenir.

Nous devrions nous rappeler que le passé fait partie de notre histoire, mais qu'il ne nous définit pas. C'est le présent dans lequel nous vivons et l'avenir que nous pouvons façonner. En nous concentrant sur l'ici et maintenant et en travaillant activement à la création d'un meilleur demain, nous pouvons mener une vie plus épanouie et plus satisfaisante.

Ce livre est donc structuré comme suit :

Le premier chapitre «Guérir l'enfant intérieur» traite de la guérison de votre enfant intérieur, du dépassement des traumatismes et de la clôture du passé. Dans la plupart des livres consacrés à «l'enfant intérieur», la discussion s'arrête malheureusement là et les lecteurs sont à nouveau livrés à eux-mêmes. Mais il en va autrement dans ce livre : les chapitres suivants présentent des stratégies efficaces qui enrichiront votre vie ici et maintenant de différentes manières. Les principales approches d'auto-assistance sont présentées en détail et vous trouverez également une multitude d'exercices pratiques intéressants. N'arrêtez donc pas la lecture de ce livre après le premier chapitre. Cela en vaudra la peine pour vous.

CHAPITRE 1 : GUÉRIR L'ENFANT INTÉRIEUR

Qui ou quoi est «l'enfant intérieur» ?

Le terme «enfant intérieur» a de multiples significations et interprétations dans la littérature psychologique et la thérapie. En général, l'«enfant intérieur» est considéré comme une sorte d'identité subpersonnelle qui représente les sentiments, les souvenirs et les expériences de notre enfance.

L'enfant intérieur représente métaphoriquement la partie de nous qui conserve les joies, les tristesses, les peurs et les espoirs de notre enfance. Il peut servir d'accès à nos états émotionnels les plus précoces. En chacun de nous, quel que soit notre âge, cet enfant intérieur perdure. Il se manifeste dans notre vulnérabilité, notre créativité, notre instinct de jeu et notre capacité à être joyeux et enthousiaste, mais aussi dans nos peurs, notre colère et notre tristesse les plus profondes.

Cette partie de nous peut être blessée en raison de traumatismes, d'abus ou de négligence pendant notre enfance. Les émotions et les expériences non traitées de cette période peuvent continuer à nous influencer dans notre vie d'adulte et façonner inconsciemment notre comportement, nos relations et nos réactions à différentes situations.

L'enfant intérieur n'est cependant pas seulement le lieu des blessures et des peurs, mais aussi la source de la joie, de la créativité, de l'émerveillement et de l'espièglerie. C'est la partie de nous qui est intuitive et imaginative, qui aime et qui veut être aimée, qui explore le monde avec curiosité et qui se réjouit des petites choses.

Le travail avec l'enfant intérieur en thérapie implique donc souvent de reconnaître et de guérir ces blessures, ainsi que de réintégrer dans notre vie la joie et l'émerveillement de l'enfant que nous avons été. Il s'agit d'aller à la rencontre de soi-même avec compassion et acceptation et de prendre soin de cette partie vulnérable.

Une relation saine avec notre enfant intérieur nous permet de nous sentir plus sûrs, plus épanouis et plus libres dans notre vie d'adulte. Elle nous permet de mieux comprendre et satisfaire nos besoins émotionnels, de gérer la douleur et le stress de manière constructive et d'intégrer dans notre vie quotidienne la joie, la curiosité et la créativité typiques de l'enfance.

En ce sens, l'enfant intérieur est une métaphore puissante de notre moi le plus authentique et le plus vulnérable. Le travail avec l'enfant intérieur est un processus profond d'autoréflexion et d'auto-guérison qui nous permet d'enlever les couches de blessures et de défenses et de devenir la personne que nous sommes vraiment.

La confiance originelle

L'enfant intérieur est également étroitement lié à la confiance originelle. La confiance originelle est un concept psychologique qui trouve ses racines dans la théorie de l'attachement et la psychanalyse de Sigmund Freud et Erik Erikson. Elle désigne la confiance fondamentale d'un enfant dans le monde, en lui-même et dans les autres, qui se développe au cours des premiers mois de sa vie.

Dans l'idéal, la confiance primaire se développe au cours des premières années de vie. Elle commence au moment de la naissance et est favorisée par l'interaction du bébé avec sa figure d'attachement primaire - dans la plupart des cas, la mère. Cette phase est appelée phase orale et se caractérise par la satisfaction des besoins par l'alimentation, le toucher et la proximité émotionnelle.

Lorsque les besoins fondamentaux de l'enfant - nourriture, chaleur, sécurité, amour - sont satisfaits de manière fiable et qu'il établit une relation stable et affectueuse avec les personnes qui s'occupent de lui, l'enfant développe un sentiment de confiance primaire. Il perçoit le monde comme un lieu sûr où ses besoins sont satisfaits et où il peut se développer et grandir. Cette profonde confiance fondamentale constitue la base d'un développement psychique sain et de la confiance en autrui et en soi-même.

La confiance primaire peut toutefois être perturbée si l'enfant est exposé à des événements traumatisants au cours de ses premières années de vie ou si ses besoins fondamentaux ne sont pas satisfaits de manière fiable. Cela se produit par exemple en cas de négligence, d'abus, d'instabilité familiale ou d'absence de personne de référence.

Lorsque la confiance primaire est perturbée, l'enfant développe souvent une méfiance profondément enracinée envers le monde et les autres. Cette méfiance est appelée «méfiance originelle». Les personnes souffrant d'une forte méfiance originelle peuvent avoir des difficultés à établir des relations stables et saines et sont souvent sujettes à des problèmes psychologiques tels que les troubles anxieux, la dépression ou les troubles de la personnalité.

La confiance primaire et aussi la «méfiance primaire» ne sont toutefois pas des états statiques, mais peuvent être modifiées et guéries au cours de la vie. Le travail thérapeutique, en particulier le travail avec «l'enfant intérieur», peut contribuer à guérir une confiance primaire perturbée et à développer une relation plus saine avec soi-même et les autres.

L'essentiel est de se rappeler que la guérison est possible et qu'il n'est jamais trop tard pour entamer ce processus.

Pourquoi est-il si important de guérir l'enfant intérieur ?

La guérison de l'enfant intérieur est un aspect important du développement personnel et de l'auto-assistance et fait l'objet du premier chapitre de ce livre. Mais pourquoi est-il si important de guérir enfin son enfant intérieur ? Comme nous l'avons décrit au début, l'«enfant intérieur» représente les sentiments, les souvenirs et les expériences que nous avons vécus en tant qu'enfants. Parfois, des expériences traumatisantes ou des circonstances difficiles vécues dans notre enfance peuvent provoquer des blessures profondes que nous portons en tant qu'adultes.

Ces blessures se manifestent souvent sous de multiples formes : difficultés relationnelles, manque de confiance en soi, anxiété, dépression, colère, culpabilité ou honte. Elles peuvent même provoquer des symptômes physiques comme des douleurs chroniques ou des maladies. Dans de nombreux cas, nous ne sommes même pas conscients que ces problèmes peuvent être liés à notre enfance.

La guérison de notre enfant intérieur est donc avant tout un processus de connaissance de soi. En nous connectant à notre enfant intérieur, nous pouvons mettre à jour nos douleurs cachées, identifier les causes de nos problèmes et commencer à les résoudre.

Une partie importante de ce travail consiste à développer l'amour de soi et l'autocompassion. De nombreuses personnes qui ont été négligées, abusées ou incomprises dans leur enfance portent en elles un profond sentiment de honte ou d'insuffisance. Elles se sentent «fausses» ou «indignes» et ont des difficultés à s'accepter et à s'aimer. Guérir l'enfant intérieur signifie dissoudre ces croyances douloureuses et les remplacer par une attitude d'amour et d'acceptation envers nous-mêmes.

En outre, le travail avec l'enfant intérieur nous offre la possibilité de récupérer des parties de nous-mêmes perdues ou réprimées. Lorsque nous étions enfants, nous avons souvent appris à réprimer certains sentiments ou besoins afin de gagner l'amour et l'approbation de nos parents ou de ceux qui s'occupent de nous. Même à l'âge adulte, ce refoulement peut nous empêcher de réaliser notre plein potentiel et de mener une vie épanouie et authentique. En guérissant notre enfant intérieur, nous pouvons réintégrer ces parties perdues et nous permettre d'être entier et complet.

Enfin, la guérison de l'enfant intérieur nous permettra également d'améliorer nos relations avec les autres. Souvent, nous répétons inconsciemment dans nos relations les schémas que nous avons appris dans notre enfance. Cela conduit à des conflits, des malentendus ou des insatisfactions. En nous confrontant à notre enfant intérieur, nous pouvons reconnaître et modifier ces schémas, ce qui nous permet d'avoir des relations plus saines.

La guérison de notre enfant intérieur est un chemin de soin et de réation de soi. Elle nous permet de nous reconnaître et de nous accepter dans notre intégralité, de guérir nos blessures cachées et de mener une vie authentique et épanouie. C'est un processus qui demande du courage, de la patience et du dévouement, mais les récompenses en valent largement la peine.

L'empreinte de l'enfance et ses conséquences

Les premières années de notre vie sont marquantes. Ces expériences marquantes - connues sous le nom d'empreintes de l'enfance - ont un impact profond sur nos pensées, nos sentiments et nos actions à l'âge adulte. Des recherches approfondies ont montré que les expériences de l'enfance, bonnes ou mauvaises, façonnent notre personnalité, construisent notre capacité à aimer et à faire confiance, influencent nos choix de carrière et peuvent même affecter notre santé physique. Ces empreintes forment la base de notre «enfant intérieur», la représentation métaphorique de notre vrai moi originel, façonné pendant notre enfance.

Une partie essentielle de notre développement pendant l'enfance consiste à observer le monde qui nous entoure et à apprendre comment il fonctionne. Nous absorbons consciemment et inconsciemment les messages et les croyances de nos parents, de nos tuteurs, de nos enseignants et de la société. Ces messages font partie de notre monde intérieur et constituent le fondement sur lequel nous construisons notre identité.

Lorsque nous recevons des messages positifs - par exemple que nous sommes aimés, valorisés et soutenus - nous développons généralement une saine estime de soi et une confiance en nos capacités. Nous apprenons que le monde est un endroit sûr et soutenant, où nous pouvons grandir et nous épanouir. Ces empreintes positives peuvent nous aider à réussir et à être heureux dans la vie.

Malheureusement, toutes les expériences d'enfance ne sont pas positives. De nombreuses personnes vivent des événements traumatisants, des négligences, des abus ou d'autres circonstances difficiles dans leur enfance.

Ces expériences douloureuses peuvent laisser des blessures profondes dans notre enfant intérieur, ce qui peut nuire à notre bien-être et à nos performances à l'âge adulte.

Les empreintes douloureuses de l'enfance peuvent entraîner différents problèmes. Parmi eux, une faible estime de soi, qui nous rend incertains et anxieux et nous donne des difficultés à établir des relations saines ou à atteindre nos objectifs.

C'est là qu'intervient la guérison de l'enfant intérieur. Guérir notre enfant intérieur signifie essentiellement reconnaître, comprendre et résoudre les empreintes douloureuses de notre enfance. Il s'agit d'un processus de travail intérieur qui contribue à guérir les blessures de notre passé et à restaurer notre vrai moi authentique.

En guérissant notre enfant intérieur, les croyances et les schémas négatifs que nous avons hérités de notre enfance sont reconnus et dissous. Nous apprenons à nous regarder avec amour et compassion, plutôt qu'avec honte ou culpabilité. Nous commençons à reconnaître et à honorer nos véritables besoins et désirs, plutôt que de les ignorer ou de les réprimer.

De cette manière, la guérison de l'enfant intérieur peut nous aider à développer notre pleine puissance et notre potentiel en tant qu'adultes. Elle nous aide à mener une vie plus épanouie, plus heureuse et plus saine. Elle nous conduit à une compréhension plus profonde de nous-mêmes, à une plus grande liberté intérieure et à une véritable réation de soi.

Grâce à ce processus, nous pouvons apprendre à nous voir et à voir notre vie avec un regard neuf - et nous découvrons les cadeaux et les possibilités que nous ont apportés les empreintes de notre enfance, même si elles ont été douloureuses.

Exemples d'empreintes de l'enfance et leurs conséquences :

1. Jade a été élevée dans une famille où ses besoins et ses sentiments étaient souvent ignorés ou rejetés. Elle se sentait souvent invisible et incomprise. Adulte, elle a du mal à exprimer ses besoins dans les relations et se met souvent elle-même en retrait. Elle a tendance à se perdre dans les relations et à ignorer ses propres désirs et besoins afin d'obtenir l'approbation et la reconnaissance des autres.

2. Les parents de Mathis étaient très stricts et attendaient beaucoup de lui. Les erreurs n'étaient pas permises et étaient souvent sévèrement punies. À l'âge adulte, Mathis est un perfectionniste. Il a constamment peur de faire des erreurs et se met une pression énorme pour répondre à ce qu'il considère comme les attentes des autres. Cela entraîne souvent du stress, de l'anxiété et de l'insatisfaction dans sa vie.

3. Rose a grandi dans un environnement chaotique, dans lequel elle se sentait souvent peu sûre d'elle et effrayée. Adulte, elle a du mal à faire confiance aux gens et à créer des liens sûrs. Elle se sent souvent peu sûre d'elle et anxieuse dans ses relations et a tendance à se distancer des autres pour se protéger.

4. La mère de Gabriel était souvent distante sur le plan émotionnel et peu disponible. Il a appris qu'il devait réprimer ses émotions et ne compter que sur lui-même pour survivre. Adulte, il a du mal à tolérer l'intimité émotionnelle et à faire confiance aux autres. Il a souvent l'impression qu'il doit être seul et que les autres finiront par l'abandonner.

Dans tous ces exemples, les empreintes de l'enfance ont influencé la manière dont ces personnes voient le monde et interagissent avec les autres et avec elles-mêmes. Chacun d'entre eux pourrait bénéficier de la guérison de son enfant intérieur en reconnaissant ses anciennes blessures et croyances, en les acceptant avec compassion et en développant de nouvelles croyances et modèles plus sains. Peut-être vous reconnaîtrez-vous dans l'un de ces exemples.

Les mécanismes de défense de l'enfant

Les enfants confrontés à des expériences traumatisantes développent une série de mécanismes de protection ou de stratégies de survie pour faire face au stress émotionnel. Ces stratégies peuvent être un moyen conscient ou inconscient de minimiser la douleur ou la menace. Voici les mécanismes de protection les plus courants :

Refoulement :

Le refoulement est un mécanisme de défense psychologique introduit par Sigmund Freud, le père de la psychanalyse. Il s'agit d'une forme de défense inconsciente qui consiste à bannir de la conscience consciente des informations, des sentiments, des souvenirs ou des pensées désagréables, dérangeants ou menaçants. Les enfants utilisent souvent cette technique pour faire face à des situations de stress émotionnel ou à des événements traumatisants.

Le développement émotionnel des enfants n'est pas encore suffisamment mature pour leur permettre de gérer des émotions fortes ou envahissantes. Ils n'ont pas encore acquis les compétences nécessaires pour gérer leurs émotions et les exprimer efficacement. Par conséquent, le refoulement peut servir de mécanisme d'adaptation pour les protéger des expériences douloureuses ou insupportables.

Exemple de refoulement :

Supposons qu'une jeune fille nommée Sarah vive un événement traumatisant, par exemple la mort d'un animal de compagnie qu'elle aimait. Cet événement déclenche un flot de sentiments - tristesse, perte, peur et peut-être même culpabilité. Ces sentiments sont accablants pour Sarah et elle a du mal à les gérer.

En tant qu'enfant, elle n'a pas les capacités ou la compréhension nécessaires pour gérer ces émotions intenses. C'est pourquoi elle recourt inconsciemment au refoulement pour faire face à cette situation. Elle «oublie» les détails concernant la mort de son animal de compagnie et supprime ces souvenirs de son esprit conscient. Elle cesse de parler de son animal de compagnie et évite les situations qui pourraient le lui rappeler.

Avec le temps, Sarah peut même oublier qu'elle a déjà eu un animal de compagnie. Les souvenirs ne sont pas effacés, mais simplement chassés de sa conscience. Ils existent toujours dans son subconscient et peuvent réapparaître dans certaines situations, par exemple à la suite d'un déclencheur qui lui rappelle son animal de compagnie.

Le refoulement peut être un moyen efficace à court terme pour faire face à la douleur et aux traumatismes. Mais à long terme, il pose problème, car les émotions et les souvenirs refoulés ne sont pas vraiment traités. Ils peuvent se manifester d'une autre manière, par exemple sous forme de cauchemars, d'angoisses ou de problèmes de comportement.

En thérapie, le travail avec «l'enfant intérieur» peut aider à ramener à la conscience des souvenirs et des sentiments refoulés et à les traiter de manière saine. Il s'agit de revisiter le traumatisme dans un environnement sûr et soutenant et de permettre à l'enfant intérieur d'exprimer ses sentiments et de trouver finalement la guérison.

Dissociation :

La dissociation est un mécanisme de défense psychologique qui se produit souvent en réaction à des expériences extrêmes ou traumatisantes. Il s'agit d'un processus par lequel une personne sépare ou dissocie certains aspects de sa perception, de sa mémoire ou de son identité de son moi conscient. Ce clivage permet à l'individu de mettre de côté l'expérience douloureuse ou le souvenir de celle-ci afin de pouvoir continuer à fonctionner.

La dissociation est particulièrement observée chez les enfants qui ont subi des traumatismes ou des abus répétés. Les enfants exposés à de telles situations de stress extrême n'ont souvent pas les capacités ou les ressources nécessaires pour assimiler et comprendre leurs expériences. La dissociation peut alors servir de stratégie de survie, un moyen de supporter la douleur émotionnelle et de gérer le quotidien.

Un exemple de dissociation :

Supposons qu'une petite fille nommée Mia soit régulièrement abusée par l'un de ses parents. Cette expérience traumatisante déclenche chez Mia des sentiments de peur, d'impuissance et de douleur. Ces émotions sont trop envahissantes et douloureuses pour qu'elle puisse les appréhender et les gérer pleinement.

En réaction, Mia commence à dissocier les abus. Pendant les épisodes violents, elle pourrait avoir l'impression de regarder la situation de l'extérieur, comme si elle arrivait à quelqu'un d'autre et non à elle-même. Elle pourrait aussi se distancier de ses émotions ou de ses sensations physiques, comme si elle était anesthésiée ou détachée.

Avec le temps, Mia pourrait aussi avoir des difficultés à se souvenir de détails ou même d'épisodes entiers d'abus. Ces souvenirs ne sont pas effacés, mais simplement séparés de son moi conscient et profondément enfouis dans son subconscient.

Bien que la dissociation l'aide à supporter la douleur à court terme, elle peut entraîner de graves problèmes psychologiques à long terme, notamment le trouble dissociatif de l'identité, le trouble de stress post-traumatique et d'autres troubles anxieux. En thérapie, le travail avec «l'enfant intérieur» peut aider à réintégrer les souvenirs et les sentiments dissociés dans la conscience et à les traiter de manière saine, ce qui conduit finalement à la guérison.

Rationalisation :

La rationalisation est un mécanisme de défense psychologique par lequel une personne fournit des raisons ou des explications logiques, mais souvent inexactes, à son comportement ou à ses attitudes afin d'éviter des sentiments désagréables ou de culpabilité. Ce mécanisme est particulièrement répandu chez les enfants, qui ne sont souvent pas en mesure de comprendre ou d'articuler toute la gamme de leurs émotions et tentent donc d'expliquer leur comportement par d'autres moyens.

Un enfant pourrait utiliser la rationalisation comme mécanisme de défense pour faire face à des émotions contradictoires ou à des expériences traumatisantes. Il peut mettre en forme des situations difficiles ou déroutantes afin de mieux les comprendre et les contrôler.

Un exemple de rationalisation :

Imaginez un enfant que nous appellerons Ethan. Ethan vient d'emménager dans une nouvelle ville et a du mal à se faire des amis dans sa nouvelle école. Il se sent seul et peu sûr de lui, mais au lieu de reconnaître directement ces sentiments, Ethan rationalise sa situation.
Il pourrait par exemple dire : «Je n'ai pas d'amis à l'école parce que tous les autres enfants n'ont tout simplement pas les mêmes intérêts que

moi. Ils aiment le football et les jeux vidéo, mais je préfère lire des livres et dessiner. C'est pourquoi je n'ai pas d'amis, et c'est très bien».

Dans cet exemple, Ethan utilise la rationalisation pour atténuer sa douleur et sa déception face à sa solitude. Il donne des raisons qui semblent logiques pour expliquer pourquoi il n'a pas d'amis, plutôt que de faire face à ses véritables sentiments d'insécurité et de désir d'appartenance.

En thérapie, et en particulier dans la thérapie de l'enfant intérieur, l'identification et le traitement des rationalisations peuvent constituer une étape importante vers l'honnêteté émotionnelle et la guérison. Il s'agit de reconnaître quand nous nous racontons des histoires pour contourner nos sentiments et d'apprendre à la place à reconnaître et à traiter directement ces sentiments.

Régression :

La régression est un mécanisme de défense psychologique que l'on observe souvent chez les enfants, mais qui peut également se produire chez les adultes. La régression se produit lorsqu'une personne revient à un stade plus récent de son comportement, en particulier en période de stress et d'anxiété. Cela peut se traduire par une grande variété de comportements, comme la réapparition d'une parole enfantine, le désir d'une tétine ou d'une couverture, ou encore le désir d'être nourri ou porté.

La régression sert de mécanisme de défense, car elle permet à l'individu de se replier sur une période où il se sentait plus sûr et plus en sécurité. C'est une manière d'essayer de se protéger des pressions et des défis de la vie actuelle en se «cachant» dans une phase antérieure de la vie, moins complexe.

Un exemple de régression :

Penchons-nous sur une fillette nommée Sarah. Sarah est une fillette de 8 ans qui vient d'avoir une nouvelle sœur. Ses parents sont très occupés à s'occuper du bébé et Sarah se sent négligée et jalouse. Elle commence à se replier sur des comportements plus enfantins. Bien qu'elle soit sèche depuis un certain temps, elle recommence à faire pipi au lit. Elle parle d'une voix plus enfantine et insiste pour que ses parents la traitent comme un bébé.

Dans cet exemple, la régression de Sarah sert de mécanisme d'adaptation. Elle se sent négligée par ses parents et tente inconsciemment d'obtenir plus d'attention et de soins en se comportant comme un bébé. Par ce retour à un stade de développement antérieur, elle tente de retrouver la sécurité et l'attention dont elle a besoin.

La régression peut être l'expression d'une insécurité et d'une peur profondes. Dans le cadre du travail avec l'enfant intérieur, il peut être utile de reconnaître ces comportements régressifs et de comprendre ce qu'ils révèlent des peurs et des besoins profonds de l'individu. Il est important de créer un espace sûr dans lequel ces sentiments peuvent être exprimés et traités, afin de développer en fin de compte des stratégies d'adaptation plus saines.

Identification :

L'identification est un mécanisme de défense psychologique par lequel une personne adopte inconsciemment les caractéristiques, les attributs ou les comportements d'une autre personne, généralement une personne qu'elle admire ou qui détient une forme de pouvoir ou d'autorité. Chez les enfants, ce mécanisme est souvent observé lorsqu'ils imitent les caractéristiques de leurs parents ou d'une autre personne de référence importante. Il s'agit également d'une composante essentielle dans le développement de l'identité de genre pendant l'enfance.

L'identification sert de mécanisme de défense, car elle aide à réduire la peur ou l'insécurité. En imitant les comportements d'une personne admirée ou puissante, l'enfant peut avoir l'impression de gagner en contrôle ou en assurance. Cela permet également d'aider l'enfant à développer sa propre identité.

Un exemple d'identification :

Supposons que nous ayons un garçon nommé Noah. Le père de Noah est un homme d'affaires prospère qui travaille souvent de longues heures. Bien que Noah ne voie pas souvent son père, il l'admire beaucoup et le considère comme son modèle. En conséquence, Noah commence à imiter les comportements de son père. Il porte souvent un costume et une cravate, tout comme son père, et aime jouer au «bureau», où il fait semblant d'être un homme d'affaires qui passe des appels importants et organise des réunions.

Dans ce cas, l'identification de Noah à son père sert de mécanisme d'adaptation. Il peut ainsi se sentir plus proche de son père, même si celui-ci n'est pas physiquement présent, et cela lui donne un sentiment de contrôle et d'assurance.

Il est important de noter que l'identification, bien qu'elle serve de mécanisme de défense, est également une partie normale du développement de la personnalité. Cependant, elle peut devenir problématique lorsque l'identification conduit l'enfant à réprimer ses propres désirs, besoins ou sentiments afin de répondre aux attentes de la personne à laquelle il s'identifie. En thérapie, notamment dans le travail avec l'enfant intérieur, il peut être utile de reconnaître et de travailler sur ces schémas afin de favoriser un équilibre sain entre l'identification et le développement de l'identité individuelle.

Dénégation :

Le déni est un mécanisme de défense psychologique qui se manifeste souvent dans l'enfance et que l'individu peut emporter avec lui dans sa vie d'adulte. Le déni survient lorsqu'une personne ignore ou rejette une réalité ou une émotion qu'elle perçoit comme trop douloureuse ou menaçante pour être acceptée ou gérée.

Dans l'enfance, le déni peut se manifester de différentes manières. Un enfant peut par exemple nier l'existence d'un problème familial ou d'une vérité désagréable afin de protéger sa vision du monde. Cela se produit souvent lorsque les enfants sont exposés à des événements traumatisants ou à des circonstances stressantes qu'ils ne peuvent pas gérer sur le plan émotionnel. Le déni permet à l'enfant de maintenir son monde apparemment sûr et stable.

Un exemple de déni :

Supposons que nous ayons une fille nommée Sarah. Sarah grandit dans une famille où la violence domestique est fréquente. Pour se protéger psychologiquement, Sarah nie la réalité de la situation et se persuade que les disputes entre ses parents ne sont que des «disputes normales» et que sa mère est «maladroite», ce qui explique ses bleus répétés. Ce déni permet à Sarah de percevoir son monde comme moins effrayant et moins chaotique.

Cependant, bien que le déni puisse aider à réduire la douleur à court terme, il a des effets négatifs à long terme. Dans le cas de Sarah, son déni de la violence domestique pourrait l'amener à accepter des comportements similaires dans des relations ultérieures ou même à percevoir des conflits normaux comme menaçants.

Dans la thérapie avec l'enfant intérieur, on travaille souvent à reconnaître et à briser ces schémas de déni. Pour ce faire, il est important de créer un environnement de soutien et de sécurité dans lequel le client peut reconnaître la réalité de ses expériences et traiter ses sentiments à ce sujet.

Surcompensation :

La surcompensation est un mécanisme de défense psychologique qui se développe souvent pendant l'enfance et qui accompagne l'individu dans sa vie d'adulte. Ce mécanisme se met en place lorsqu'une personne tente de compenser un déficit ou une faiblesse perçue par des efforts excessifs dans un autre domaine. Cela se produit généralement pour protéger l'image de soi ou pour rechercher la reconnaissance et l'acceptation des autres.

La surcompensation peut survenir pendant l'enfance pour différentes raisons. Un enfant peut par exemple se percevoir comme moins capable dans une certaine discipline et essayer de ce fait d'être particulièrement performant dans une autre discipline. Il se peut également que l'enfant tente de répondre aux attentes de ses parents ou d'autres personnes de référence en réalisant d'excellentes performances dans un domaine que ces personnes apprécient particulièrement.

Un exemple de surcompensation :

Considérons un garçon nommé Ethan. Ethan a des difficultés à l'école, en particulier en mathématiques, et se sent souvent inférieur à ses camarades de classe. Au lieu de faire face à ce problème et de chercher du soutien, Ethan se concentre intensément sur ses activités sportives. Il passe chaque moment de libre à s'entraîner pour devenir le meilleur joueur de football de son école.

A première vue, cela semble positif. Ethan développe des capacités sportives remarquables et reçoit beaucoup de reconnaissance pour ses performances. Mais le mécanisme de surcompensation a aussi des aspects négatifs. D'une part, Ethan néglige ses obligations scolaires et se prive ainsi de la possibilité de surmonter ses difficultés en mathématiques. D'autre part, il se met une pression énorme pour toujours obtenir des résultats exceptionnels dans le domaine qu'il a choisi, ce qui peut conduire au stress et au burnout.

Dans la thérapie, y compris le travail avec l'enfant intérieur, on travaille souvent à identifier et à dissoudre de tels schémas de surcompensation. Il s'agit de reconnaître et de comprendre le sentiment d'insuffisance sous-jacent, tout en trouvant des moyens plus sains de faire face aux faiblesses et aux défis.

Les mécanismes de protection décrits ici peuvent être utiles dans l'enfance pour assurer la survie et minimiser la douleur. Mais à long terme, ils peuvent s'avérer nocifs et entraîner des problèmes de santé émotionnelle et psychique. C'est pourquoi il est important, dans le cadre d'une thérapie visant à guérir l'enfant intérieur, d'identifier ces mécanismes et de les traiter.

Stratégies de guérison de l'enfant intérieur

La thérapie de l'enfant intérieur est un vaste domaine qui englobe de nombreuses techniques et approches. Il s'agit de reconnaître l'enfant qui est en nous, de le comprendre et de le guérir. Voici les dix stratégies et méthodes utilisées et recommandées par les psychothérapeutes. Certaines de ces stratégies ne peuvent être décrites ici que de manière générale, tandis que d'autres seront abordées en détail plus tard dans ce livre.

Réflexion sur soi : La première étape pour guérir l'enfant intérieur consiste à prendre le temps de réfléchir à sa propre enfance. Essayez de vous remémorer les moments clés, les personnes et les événements qui vous ont marqué.

Inscription au journal : Écrivez une lettre à votre enfant intérieur. Exprimez vos sentiments, vos peurs, vos souhaits et vos espoirs. Cela peut vous aider à mieux comprendre vos sentiments et à vous connecter avec votre enfant intérieur.

Méditation et pleine conscience : Ces pratiques peuvent vous aider à vous concentrer sur l'ici et maintenant et à ressentir la présence de votre enfant intérieur.

Dialogue Inner Child : Engagez une conversation imaginaire avec votre enfant intérieur. Posez des questions et écoutez les réponses qui viennent de votre intérieur.

Thérapie créative : Utilisez l'art, la musique ou la danse pour vous exprimer et communiquer avec votre enfant intérieur.

Reparenting: Entraînez-vous à vous donner les soins et le soutien parentaux qui vous ont peut-être manqué lorsque vous étiez enfant. Apprenez à réconforter, à encourager et à soutenir votre enfant intérieur.

Exercices de respiration : Grâce à des techniques de respiration ciblées, vous pouvez vous détendre, réduire le stress et trouver un accès plus profond à votre enfant intérieur.

La Gestalt-thérapie : Dans la Gestalt-thérapie, on travaille souvent avec l'enfant intérieur. Vous pourriez utiliser des jeux de rôle pour recréer des expériences passées et trouver de nouvelles solutions.

Travail énergétique : Certaines personnes trouvent la guérison grâce à des pratiques énergétiques telles que le reiki, l'acupuncture ou le travail sur les chakras. Celles-ci peuvent contribuer à libérer l'énergie bloquée et à rétablir l'équilibre émotionnel.

Il est important de souligner que toutes les techniques ne conviennent pas à tout le monde. Chaque personne est unique et ce qui est utile pour l'une peut ne pas fonctionner pour l'autre. Il est utile d'essayer différentes approches et de voir ce qui se sent le mieux pour vous. La clé est d'être patient et ouvert au processus et de se traiter avec compassion et acceptation.

Moments clés de l'enfance

Les moments clés de l'enfance sont des événements ou des expériences profondes qui peuvent avoir un impact durable sur le développement d'un individu. Ces moments peuvent être positifs ou négatifs et avoir de nombreuses répercussions sur la vie adulte.

En voici quelques exemples :

Déménagement ou changement d'école : Un déménagement ou un changement d'école pendant l'enfance peut entraîner un sentiment d'insécurité ou d'instabilité. Il peut entraîner des difficultés à établir des relations dans le futur si l'enfant a eu du mal à s'adapter ou à se faire de nouveaux amis.

Perte d'un être cher ou d'un animal domestique : La perte peut entraîner une douleur et une tristesse profondes et l'enfant peut avoir des difficultés à gérer ces sentiments. Mais il peut aussi développer une compréhension du caractère éphémère de la vie et apprendre à faire face au deuil.

Naissance d'un frère ou d'une sœur : La naissance d'un frère ou d'une sœur représente un grand changement pour un enfant. Il peut se sentir soit négligé, soit ignoré, ce qui peut entraîner plus tard de la jalousie ou de la concurrence. D'un autre côté, il est également possible que cela conduise à une compréhension plus profonde de la coopération et des soins. Prenons l'exemple de Jade, qui a grandi comme l'aînée de trois enfants. Lorsque son plus jeune frère est né, elle s'est sentie négligée et ignorée. Cette expérience l'a marquée et l'a conduite, à l'âge adulte, à se battre constamment pour obtenir de l'attention et de la reconnaissance et à avoir des difficultés à entretenir des relations saines.

Divorce des parents : Le divorce des parents est souvent l'un des événements les plus marquants de la vie d'un enfant. Il peut entraîner un manque de confiance et de sécurité et peut avoir des répercussions sur la manière dont l'enfant établira des relations à l'avenir. Prenons l'exemple de Jules, dont les parents ont divorcé alors qu'il était encore très jeune. Ce divorce a provoqué chez lui un profond sentiment d'insécurité et de méfiance, qui l'a ensuite influencé dans ses relations. Il avait du mal à nouer des liens à long terme et à faire confiance aux autres.

Expériences d'abus ou de négligence : Les abus ou la négligence dans l'enfance entraînent une multitude de problèmes émotionnels et psychologiques dans le futur, notamment des troubles anxieux, des dépressions et des difficultés à établir des relations saines.

Succès et échecs : Les réactions des parents ou d'autres personnes de référence importantes aux succès et aux échecs de l'enfant peuvent être formatrices. Par exemple, si un enfant est félicité pour une bonne performance, il peut développer une confiance en soi et une saine ambition. En revanche, s'il est sévèrement critiqué pour un échec, il développe souvent un sentiment d'inutilité ou la peur de l'échec.

En réfléchissant et en prenant conscience de ces moments clés, on commence à comprendre leur impact sur la vie actuelle et à guérir l'enfant intérieur.

Activité : Trouver les moments clés grâce à l'autoréflexion

L'autoréflexion est un outil puissant pour guérir l'enfant intérieur. En prenant le temps de réfléchir à notre enfance et aux événements et personnes qui nous ont marqués, nous pouvons acquérir une meilleure compréhension de nous-mêmes et de nos défis actuels. Voici comment entamer ce processus d'introspection :

Créer un espace sûr : Commencez par trouver un endroit calme et sans perturbations où vous vous sentez bien et où vous pouvez vous détendre. Éteignez votre téléphone portable et assurez-vous de ne pas être dérangé.

Trouver le calme : Asseyez-vous confortablement et fermez les yeux. Respirez profondément quelques fois, laissez la journée derrière vous et retrouvez le calme.

Retourner dans le passé : Commencez à remonter dans votre mémoire jusqu'à votre enfance. Essayez de vous remémorer différentes phases de votre vie, de votre plus tendre enfance à votre adolescence en passant par vos années d'école.

Identifier les moments clés : Réfléchissez aux événements, personnes ou expériences qui vous ont laissé une impression particulièrement forte ou qui vous ont fortement influencé. Il peut s'agir de moments heureux, mais aussi de périodes de stress, de conflits ou de deuil.

Reconnaître les sentiments : Essayez de vous souvenir des sentiments que vous avez éprouvés à ces moments-là. Il est utile d'avoir un carnet à portée de main pour noter vos pensées et vos sentiments.

Reconnaître des modèles : Recherchez les thèmes ou les modèles récurrents. Certaines situations se sont-elles reproduites à plusieurs reprises ? Y a-t-il des sentiments particuliers que vous avez souvent éprouvés ?

Réfléchissez à la question : Réfléchissez à la manière dont ces souvenirs et modèles influencent votre vie actuelle. Ont-ils un impact sur vos relations, votre travail ou votre image de vous-même ?

Acceptation et compassion : Il est important de faire preuve de compassion et de compréhension envers vous-même pendant que vous explorez ces souvenirs. Rappelez-vous que vous avez fait du mieux que vous pouviez faire à l'époque et qu'il est normal de faire des erreurs.

Prochaines étapes : Réfléchissez à ce que vous pouvez retirer de cette réflexion. Y a-t-il des domaines dans votre vie que vous aimeriez peut-être changer ? Y a-t-il de vieilles blessures qui doivent être guéries ?

Ce processus d'introspection n'est pas toujours facile et peut déclencher des réactions émotionnelles. Si vous constatez que certains souvenirs sont particulièrement douloureux ou difficiles, il peut être utile de demander l'aide d'un professionnel, comme un thérapeute ou un psychologue. N'oubliez pas qu'il est important de faire preuve de patience et d'amour envers vous-même. Chaque étape de ce parcours est un pas vers la guérison et la compréhension de soi.

Le dialogue «Inner Child»

Le dialogue «Inner Child» est une technique puissante qui permet d'entrer en contact avec l'enfant intérieur et de favoriser la compréhension de soi et la guérison. Il s'agit essentiellement d'un dialogue empathique et compatissant avec soi-même, avec la version la plus jeune de nous-mêmes, qui a peut-être connu la douleur, la peur, la colère ou la déception.

Mener un dialogue «Inner Child» peut sembler étrange au début, surtout si c'est la première fois que vous essayez. Pourtant, il s'agit d'une expérience incroyablement salutaire et révélatrice si vous vous y engagez.

Voici quelques étapes qui peuvent vous aider à mener un dialogue «Inner Child» :

1. Préparation : Trouvez un endroit calme et confortable où vous ne serez pas dérangé. Créez un environnement sûr et apaisant. Vous pouvez allumer des bougies, mettre de la musique apaisante ou utiliser un tapis ou des coussins moelleux pour vous sentir à l'aise.

2. Respirez et recentrez-vous : Fermez les yeux et prenez quelques respirations profondes et apaisantes. Imaginez qu'à chaque respiration, vous vous enfoncez plus profondément dans votre espace intérieur.

3. Imaginez l'enfant qui est en vous : Imaginez une version plus jeune de vous-même. Il peut être utile d'utiliser une vieille photo de vous enfant. Que porte votre enfant intérieur ? Quelle est l'expression de son visage ?

4. Engagez le dialogue : Imaginez que vous vous asseyez à côté de votre enfant intérieur. Vous pourriez commencer par une question simple comme : «Comment vas-tu ?» ou «Y a-t-il quelque chose que tu veux me dire ?». Soyez ouvert à tout sentiment, pensée ou image qui pourrait surgir.

5. Soyez empathique et affirmatif : Il se peut que votre enfant intérieur ait beaucoup de choses à partager, aussi bien des joies que des peines. Soyez un auditeur attentif. Confirmez ses sentiments et ses expériences. Vous pourriez dire : «Cela semble vraiment difficile. Je suis avec toi maintenant et je suis là pour toi».

6. Posez des questions plus poussées : En fonction de ce que votre enfant intérieur partage, vous pourriez demander : «De quoi astu besoin de ma part ?» ou «Comment puis-je t'aider à te sentir en sécurité et aimé ?».

Un exemple simple de dialogue «Inner Child» pourrait ressembler à ceci :

Vous (l'adulte) : «Bonjour, petit moi. Comment vas-tu aujourd'hui ? «Enfant intérieur : «Je me sens un peu seul. «Vous (l'adulte) : «Je suis désolé que tu te sentes seul. Cela semble vraiment difficile. Peux-tu m'en dire plus sur la raison pour laquelle tu te sens ainsi ?»

Grâce à ce dialogue, vous montrez à votre enfant intérieur que ses sentiments sont importants et qu'il est aimé et soutenu. Avec le temps, ce processus peut contribuer à guérir d'anciennes blessures et à favoriser un sentiment plus profond de paix et d'intégrité dans votre vie. N'oubliez pas qu'il s'agit d'un processus et que ce n'est pas grave si cela ne se passe pas «parfaitement» tout de suite. C'est l'effort et l'intention qui comptent ici.

Exemples concrets de dialogue «Inner Child» :

Les exemples suivants vous montrent à quoi pourrait ressembler un dialogue avec l'enfant intérieur.

Clara

Prenons l'exemple d'une femme nommée Clara, manager accomplie âgée de 35 ans, qui mène un dialogue «Inner Child».

Préparation : Clara s'assoit dans un fauteuil confortable dans son salon calme et ensoleillé. Elle allume une bougie et met une musique douce.

Centrage : Elle ferme les yeux et prend quelques respirations profondes et apaisantes. Elle sent que son corps se détend de plus en plus à chaque respiration et que ses pensées deviennent plus silencieuses.

Visualisation : Elle se représente son enfant intérieur, une petite fille de dix ans, assise dans un pré, vêtue d'un jean bleu et d'un pull jaune. Elle a un visage triste et regarde les fleurs qu'elle tient dans sa main.

Début du dialogue : Clara s'approche doucement de la prairie et s'assied à côté de la fillette. Elle commence le dialogue par une question douce : «Bonjour, Clara. Comment vas-tu aujourd'hui ?»

Déroulement du dialogue : La fillette lève les yeux et répond : «Je suis triste. Maman et papa se disputent toujours et je ne sais pas quoi faire». Clara ressent un pincement au cœur, se souvient des disputes de ses parents qui ont assombri son enfance.

Faire preuve d'empathie : Clara prend la main de son enfant intérieur et dit : «Cela semble vraiment difficile, Lina. Je suis désolée que tu aies à vivre cela. Tu ne devrais pas avoir à ressentir cela. Ce n'est pas ta faute si maman et papa se disputent».

Pour aller plus loin : Clara demande à son enfant intérieur : «De quoi as-tu besoin dans des moments comme celui-ci ? Comment puis-je t'aider à te sentir en sécurité et aimée» ? Son enfant intérieur répond : «Je veux juste que quelqu'un soit avec moi pour ne pas être seule».

Promesse et lien : Clara assure à son enfant intérieur qu'elle sera toujours là pour la soutenir et la réconforter. Elle promet d'être attentive aux besoins et aux sentiments de Lina et de mieux s'occuper d'elle elle-même. Elle prend l'enfant dans ses bras et ressent une vague d'amour et de compassion pour son jeune soi.

Grâce à cet exercice, Clara ressent une connexion profonde avec son enfant intérieur. Elle comprend mieux comment ses expériences d'enfance ont influencé son comportement actuel et est motivée pour continuer à travailler sur elle-même afin d'atteindre la guérison et l'intégrité.

Mia

Mia, une avocate de 40 ans qui a souffert de l'éducation stricte de ses parents.

Préparation : Mia s'assoit sur son canapé préféré, entourée de coussins moelleux. Elle s'assure qu'elle ne sera pas dérangée pendant les prochaines minutes.

Centrage : Elle ferme les yeux et se concentre sur sa respiration, laissant son souffle s'écouler et son corps se détendre. Elle sent que les tensions de la journée se relâchent.

Visualisation : Mia se représente son enfant intérieur, une jeune fille d'environ huit ans, assise à son bureau avec une queue de cheval stricte et un uniforme d'écolière, entourée de livres.

Début du dialogue : Mia s'assied à côté de la fillette et lui dit : «Bonjour, petite fille, tu as l'air si sérieuse. Qu'est-ce que tu fais ?»

Déroulement du dialogue : La fillette lève les yeux et répond : «Je révise pour l'école. Papa et maman disent que je dois toujours être la meilleure. Je n'ai pas le droit d'échouer». Mia se souvient de la forte pression que ses parents ont exercée sur elle.

Faire preuve d'empathie : Mia répond avec amour : «C'est un grand fardeau pour une petite fille. C'est normal de ne pas toujours être parfait. Les erreurs sont une possibilité d'apprendre et de grandir. Personne n'est toujours le meilleur, et c'est très bien».

Pour aller plus loin : Mia demande à la fillette : «Qu'est-ce que tu aimerais le plus faire si tu n'avais pas à apprendre ?» La fille répond : «J'aimerais jouer dans le parc et cueillir des fleurs».

Promesse et lien : Mia promet à la petite fille de prendre plus de temps pour jouer et s'amuser, et lui rappelle qu'elle est aimée, indépendamment de ses performances ou de sa perfection. Elle prend la petite fille dans ses bras et ressent une vague d'affection et de compréhension.

Cette rencontre avec son enfant intérieur aide Mia à réaliser comment les attentes strictes de ses parents ont contribué à son perfectionnisme actuel et à son niveau de stress élevé. Elle se sent désormais motivée pour s'accorder plus de pauses et être à l'écoute de ses besoins intérieurs, plutôt que de rechercher constamment la perfection.

Sarah

Sarah, une infirmière de 35 ans qui a subi des violences physiques dans son enfance.

Préparation : Sarah choisit un endroit sûr et calme dans sa maison. Elle prépare une tasse de tisane apaisante et s'assure qu'elle ne sera pas dérangée pendant le temps à venir.

Centrage : Elle ferme les yeux et se concentre sur sa respiration, prend des respirations profondes et conscientes et relâche toutes les tensions.

Visualisation : Sarah imagine son enfant intérieur, une petite fille étroite d'environ six ans, assise avec anxiété dans un coin d'une pièce sombre.

Début du dialogue : Sarah s'approche doucement de la fillette et lui dit : «Bonjour, je suis là pour te soutenir. Je vois que tu as peur. Tu veux en parler ?»

Déroulement du dialogue : La jeune fille lève les yeux et répond d'une voix tremblante : «J'ai peur des coups. Je ne sais pas ce que j'ai fait de mal». Sarah ressent la vieille douleur et la peur qu'elle a si longtemps refoulées.

Faire preuve d'empathie : Avec compassion, Sarah répond : «Je suis vraiment désolée que tu aies dû vivre cela. Ce n'était pas ta faute. Tu n'as rien fait de mal. Tu mérites l'amour et la sécurité, pas la douleur».

Questions complémentaires : Sarah demande à la jeune fille : «De quoi pourrais-tu avoir besoin pour te sentir plus en sécurité et aimée ?» La fille répond : «J'aimerais que quelqu'un soit là pour me protéger et me dire que tout va bien».

Promesse et lien : Sarah promet à son enfant intérieur d'être là pour elle, de la protéger et de lui donner l'amour qu'elle n'a pas reçu étant enfant. Elle prend la fillette dans ses bras et ressent un lien profond et un sentiment de guérison.

Cette conversation avec son enfant intérieur permet à Sarah de reconnaître et de traiter sa douleur profonde. Elle réalise qu'elle se sent toujours en insécurité et qu'elle doit trouver des moyens de renforcer sa propre sécurité. Forte de cette prise de conscience et de la promesse faite à son enfant intérieur, elle se sent prête à poursuivre le processus de guérison et de soin de soi.

Lily

Lily, une graphiste de 32 ans qui a souvent été laissée seule et insuffisamment considérée dans son enfance.

Préparation : Lily choisit une pièce calme et confortable de son domicile. Elle a préparé une couverture et une peluche pour se sentir aussi sûre et protégée que possible.

Centrage : Elle ferme les yeux, se concentre sur sa respiration et prend des respirations profondes et relaxantes.

Visualisation : Lily imagine son enfant intérieur, une petite fille effrayée d'environ cinq ans, assise seule dans une grande maison vide.

Début du dialogue : Lily s'approche de la petite fille et lui dit : «Bonjour, je vois que tu es seule ici. Tu as l'air triste et seule. Tu veux m'en parler ?»

Déroulement du dialogue : La petite fille lève les yeux et dit à voix basse : «Je suis toujours seule. Papa et maman ne sont jamais là. Ils n'ont jamais de temps pour moi». Lily ressent la vieille douleur, la profonde solitude et le besoin d'affection qui lui ont tant manqué lorsqu'elle était enfant.

Faire preuve d'empathie : Lily répond avec compassion : «Je suis vraiment désolée. Tu n'aurais pas dû rester seule. Tu mérites de l'attention et de l'affection».

Poursuivre les questions : Lily demande à la fillette : «Comment pourrions-nous faire mieux ? De quoi as-tu besoin pour te sentir moins seule ?» La fille répond : «J'aimerais qu'il y ait quelqu'un pour jouer avec moi et me raconter des histoires».

Promesse et lien : Lily promet à son enfant intérieur d'être là, de passer du temps avec elle et de l'accompagner. Elle prend la fillette dans ses bras et lui promet qu'elle ne sera plus jamais seule. Elle ressent un lien profond et une bouffée de soulagement et d'espoir.

Ce dialogue avec son enfant intérieur permet à Lily de réfléchir à ses expériences passées et de comprendre comment ses expériences d'enfance influencent ses relations actuelles et son besoin d'intimité. Forte de cette connaissance, elle peut désormais travailler à donner de l'espace à ses besoins et à les satisfaire de manière saine et aimante.

Lina

Lina, une enseignante de 38 ans qui a été victime de harcèlement dans son enfance.

Préparation : Lina se prépare en choisissant un endroit calme et confortable chez elle. Elle prépare un livre préféré de son enfance pour se mettre dans l'ambiance des discussions avec son enfant intérieur.
Centrage : elle ferme les yeux et prend quelques respirations profondes et conscientes afin de détendre son corps et de préparer son esprit au voyage à venir.

Visualisation : Lina se représente son enfant intérieur. Il s'agit d'une fillette timide et réservée d'environ neuf ans, qui se tient souvent seule dans la cour de l'école pendant que d'autres enfants rient et jouent.

Début du dialogue : Lina s'approche de la fillette et lui dit : «Bonjour, je vois que tu es seule ici. Tu as l'air triste. Peux-tu me dire ce qui se passe» ?

Déroulement du dialogue : La fillette lève les yeux vers Lina et chuchote : «Les autres enfants ne m'aiment pas. Ils se moquent de moi et m'appellent par mon nom. Je ne sais pas ce que je fais de mal». Lina ressent l'ancienne douleur et l'insécurité qu'elle a vécues si intensément lorsqu'elle était enfant.

Faire preuve d'empathie : Lina répond à la fillette avec compassion : «Cela semble vraiment dur. Tu ne mérites pas une telle chose. C'est mal qu'ils te traitent ainsi».

Poursuivre les questions : Lina demande à la fille : «Que souhaiterais-tu qu'ils te traitent ?» La fille répond : «Je voudrais juste qu'ils arrêtent de rire et qu'ils me traitent comme tout le monde».

Promesse et lien : Lina assure à son enfant intérieur qu'elle sera là pour elle à l'avenir et qu'elle la protégera. Elle lui promet qu'elle a le droit d'être traitée avec respect et gentillesse.

Cette conversation constructive avec son enfant intérieur permet à Lina d'identifier et de reconnaître les sentiments profondément enracinés de honte et d'exclusion causés par le harcèlement. C'est le premier pas sur le chemin de la guérison et du développement d'une image de soi plus saine. En acceptant son enfant intérieur, Lina peut commencer à s'accorder plus d'estime et d'amour.

Louna

Louna, une enseignante de maternelle de 52 ans qui a grandi sans son père.

Préparation : Louna choisit une pièce calme de sa maison, où elle se sent à l'aise. Elle a avec elle une vieille photographie de son père que sa grand-mère lui a donnée.

Centrage : Elle s'assoit confortablement et ferme les yeux. Elle se concentre sur sa respiration et se met dans un état d'esprit calme et centré.

Visualisation : Louna visualise son enfant intérieur. Il s'agit d'une petite fille d'environ six ans qui regarde souvent par la fenêtre et semble attendre quelqu'un.

Début du dialogue : Louna s'approche de la fillette et lui dit : «Bonjour, tu as l'air d'attendre quelqu'un. Peux-tu me dire qui tu attends» ?

Déroulement du dialogue : La petite fille regarde Louna et répond doucement : «J'attends papa. Maman dit qu'il ne reviendra pas, mais j'espère qu'il le fera». Louna ressent la vieille douleur et la déception qu'elle ressentait lorsqu'elle était enfant.

Faire preuve d'empathie : Louna répond avec compassion : «C'est vraiment dur. Tu as le droit d'avoir ton papa auprès de toi. Je comprends qu'il te manque beaucoup».

Pour aller plus loin : Louna demande : «Qu'est-ce que tu aimerais faire avec ton papa s'il était là ?» La fillette répond : «J'aimerais jouer avec lui dans le parc et il pourrait me raconter des histoires».

Promesse et lien : Louna assure à son enfant intérieur qu'elle est là pour la réconforter et la soutenir. Elle promet qu'ils apprendront ensemble à gérer le sentiment de manque.

Ce dialogue permet à Louna de reconnaître et de comprendre la profonde nostalgie et la perte qu'elle a ressenties enfant en raison de l'absence de son père. Elle commence à réaliser que ce traumatisme précoce a influencé son désir de reconnaissance et d'appartenance dans ses relations adultes. En acceptant et en réconfortant son enfant intérieur, Louna peut ouvrir la voie à la guérison et à l'amour de soi.

Camille

Camille, une entrepreneuse de 45 ans qui, enfant, était constamment rendue responsable des problèmes de sa mère.

Préparation : Camille s'assoit dans une pièce calme de son appartement, allume une bougie parfumée apaisante et se prépare à entamer un dialogue avec son enfant intérieur.

Centrage : Elle ferme les yeux et se concentre sur sa respiration afin de se centrer et de se préparer au voyage émotionnel à venir.

Visualisation : Camille visualise son enfant intérieur. Elle voit une petite fille qui s'efforce toujours de faire les choses correctement afin de ne pas être tenue pour responsable des problèmes de sa mère.
Début du dialogue : Camille s'approche de la fillette et lui dit : «Bonjour petite, tu as l'air si inquiète. Tu veux me dire ce qui te tracasse ?».

Déroulement du dialogue : La fillette la regarde et dit : «Maman est toujours triste et en colère. Elle dit que c'est de ma faute parce que je ne suis pas assez sage». Camille ressent l'ancienne douleur et le lourd poids de la responsabilité qu'elle portait lorsqu'elle était enfant.

Faire preuve d'empathie : Camille répond à la fillette : «C'est vraiment difficile de se sentir comme si on était responsable de tout. Je suis là pour toi maintenant et je t'assure que ce n'est pas de ta faute».

Pour aller plus loin : Camille demande : «Que souhaiterais-tu si tu pouvais ?» La fillette répond : «Je souhaiterais que maman soit heureuse et qu'elle ne me rende plus responsable de ses problèmes».

Promesse et lien : Camille promet à son enfant intérieur qu'elle est désormais celle qui assume la responsabilité pour elle et qu'elle ne la tiendra pas responsable des problèmes des autres. Elle promet de la protéger et de l'aimer.

Ce dialogue permet à Camille de reconnaître la profonde blessure causée par le fait de porter la charge émotionnelle de sa mère. Elle commence à comprendre comment ce schéma de culpabilité et de responsabilité a façonné ses relations et l'image qu'elle a d'elle-même en tant qu'adulte. En offrant réconfort et sécurité à son enfant intérieur, Camille entame le chemin vers la guérison et l'acceptation de soi.

Ethan

Ethan, un médecin de 40 ans qui a réussi, a été très fortement encouragé par son père à réussir dans son enfance et a souvent subi des punitions physiques en cas de mauvais résultats.

Préparation : Ethan choisit une pièce calme de sa maison, dans laquelle il se sent à l'aise et en sécurité. Il s'assoit confortablement et éteint son téléphone afin de pouvoir se concentrer pleinement sur le dialogue avec son enfant intérieur.

Centrage : Il ferme les yeux et se concentre sur sa respiration afin de se calmer et de se centrer.

Visualisation : Ethan visualise son enfant intérieur. Il voit un petit garçon qui a peur de faire une erreur et qui est constamment sous pression pour être parfait.

Début du dialogue : Ethan entame le dialogue avec le garçon et lui dit : «Bonjour, petit, tu as l'air tendu et anxieux. Tu veux me dire ce qui se passe ?».

Déroulement du dialogue : L'enfant lève les yeux vers lui et dit : «Papa se met en colère si je n'ai pas les meilleures notes. Il dit que je dois être le meilleur. Et si je ne le suis pas, il me fait mal». Ethan ressent la peur et la douleur qu'il a connues étant enfant et le poids qu'il a dû porter.

Faire preuve d'empathie : Ethan répond à l'enfant : «C'est un poids énorme que tu portes et je suis désolé que tu doives vivre autant de peur et de douleur. Ce n'est pas bien ce qu'a fait ton père. Ce n'est pas de ta faute».

Pour aller plus loin : Ethan demande : «Qu'est-ce que tu souhaiterais le plus si tu pouvais ?» Le garçon répond : «Je voudrais juste jouer et m'amuser. Je voudrais que papa soit fier de moi, même si je ne suis pas le meilleur».

Promesse et lien : Ethan promet à son enfant intérieur qu'il sera désormais là pour le protéger et l'aimer, indépendamment de la performance ou de la perfection. Il promet de le soutenir et de l'accepter tel qu'il est.

Ce dialogue permet à Ethan de reconnaître les blessures profondes causées par les attentes élevées et les punitions de son père. Il commence à comprendre comment ce schéma de peur et de pression à la performance a influencé sa perception de lui-même et son parcours d'adulte. En prodiguant amour et acceptation à son enfant intérieur, Ethan entame le processus de guérison et apprend à s'accepter tel qu'il est.

Établir une connexion durable

Établir un dialogue durable avec son enfant intérieur nécessite un effort conscient pour plonger plus profondément en soi et établir une relation d'amour et de compréhension avec cette partie de soi-même. C'est un processus qui demande des soins continus et de l'attention.

Voici quelques étapes qui vous aideront à entamer et à maintenir un dialogue durable avec votre enfant intérieur :

1. Le silence et la méditation :
Commencez par consacrer chaque jour quelques minutes au silence et à la méditation. Pendant ces moments, demandez à votre enfant intérieur de vous parler. Vous pourriez dire : «Je suis là, je vous écoute. Qu'est-ce que vous voulez me dire» ? Soyez patient et aimant, et permettez à votre enfant intérieur de s'ouvrir à son propre rythme.

2. Tenir un journal intime :
La tenue d'un journal est un outil puissant pour approfondir le dia-

logue avec votre enfant intérieur. Chaque jour, écrivez une question à votre enfant intérieur dans votre journal et laissez le stylo couler, comme si c'était votre enfant intérieur qui répondait. Vous pourriez demander : «Comment te sens-tu aujourd'hui ?» ou «Y a-t-il quelque chose que tu voudrais me dire ?

3. L'art et la créativité :
Votre enfant intérieur peut également s'exprimer à travers l'art et la créativité. Vous pouvez peindre, dessiner, faire de la musique ou danser pour donner une voix à votre enfant intérieur. Soyez attentif à ce qui en ressort et à ce que votre enfant intérieur souhaite vous communiquer à travers ces activités.

4. La vigilance :
Au cours de la journée, soyez attentif aux réactions émotionnelles soudaines ou aux changements d'humeur. Souvent, c'est notre enfant intérieur qui s'exprime à travers ces émotions. Si vous vous mettez en colère, si vous avez peur, si vous êtes triste ou si vous êtes trop heureux, prenez un moment pour vous arrêter et vous demander : «Qu'est-ce que mon enfant intérieur essaie de me dire à travers ce sentiment ?»

5. Faites confiance à votre intuition :
Votre enfant intérieur communique souvent par des messages et des sentiments intuitifs. Faites confiance à votre intuition et soyez attentif aux rêves, pensées ou sentiments récurrents que votre enfant intérieur essaie de vous transmettre.

En intégrant ces pratiques dans votre vie quotidienne, vous pouvez établir un dialogue durable avec votre enfant intérieur. Ce dialogue est un processus dynamique qui grandira et s'approfondira au fil du temps. On ne répétera jamais assez combien il est important d'être patient, aimant et compatissant envers soi-même et envers son enfant intérieur. Après tout, vous êtes tous deux ensemble dans un voyage de guérison et de croissance. Prenez votre temps et ne vous pressez pas.

Guérison par «reparenting»

La méthode du reparenting représente une tentative de satisfaire a posteriori les besoins de l'enfant en se fournissant soi-même, en tant qu'adulte, la figure parentale attentionnée, aimante et soutenante qui nous a peut-être manqué dans l'enfance. Il s'agit en fait de faire pour soi-même ce que ses propres parents ou personnes de référence n'ont pas fait ou n'ont pas pu faire.

Voici les étapes fondamentales du processus de reparenting :

Exploration de sa propre enfance : Il s'agit tout d'abord de se pencher sur sa propre enfance afin de comprendre quels besoins n'ont pas été satisfaits et quelles blessures émotionnelles doivent être guéries. Cela peut se faire par la réflexion, le journaling, la thérapie ou d'autres formes d'introspection.

Identifier les besoins de l'enfant intérieur : L'étape suivante consiste à identifier l'enfant intérieur et à reconnaître ses besoins. Cela peut se faire par la méditation, la visualisation ou en écrivant des lettres à l'enfant intérieur. Si vous avez lu le livre jusqu'ici, vous connaissez certainement déjà certains de ses besoins insatisfaits. Si ce n'est pas le cas, vous pourriez refaire l'exercice «Trouver des moments clés par l'introspection».

Satisfaire les besoins de l'enfant intérieur : Enfin, il s'agit de prendre des mesures actives pour satisfaire les besoins identifiés. Cela pourrait signifier se donner du réconfort et du soutien lorsqu'on est triste ou effrayé, ou se donner de la reconnaissance et des félicitations lorsqu'on a accompli quelque chose.

Le reparenting représente un moyen très puissant d'auto-guérison et de développement d'un plus grand amour et d'une plus grande attention à soi. Il aide à guérir les vieilles blessures et à établir de nouveaux schémas plus sains dans notre vie.

Exemple de reparenting :

Sarah, une conductrice de 40 ans, avait l'impression que sa vie était déséquilibrée. Elle se sentait souvent stressée, déséquilibrée et anxieuse, sans en voir la raison évidente.

Exploration de sa propre enfance : Sarah a commencé à se souvenir de son enfance. Elle a réalisé qu'enfant, elle avait souvent l'impression de ne pas être vue ou entendue. Ses parents étaient tous deux très engagés dans leur travail et avaient peu de temps et d'énergie pour répondre à ses besoins émotionnels. Sarah a réalisé qu'elle se sentait souvent invisible et non appréciée, même à l'âge adulte.

Identification des besoins de l'enfant intérieur : Sarah a réalisé que son enfant intérieur avait surtout besoin de reconnaissance et d'approbation. Elle s'est souvenue qu'enfant, elle passait des heures à jouer seule dans sa chambre et qu'elle souhaitait que ses parents s'intéressent davantage à elle et à ses activités.

Satisfaire les besoins de l'enfant intérieur : Sarah a commencé à faire des efforts conscients pour répondre aux besoins de son enfant intérieur. Elle a pris le temps de s'exprimer de la reconnaissance et de l'estime, surtout après avoir réalisé quelque chose qui la rendait fière. Elle a également commencé à tenir un journal dans lequel elle écrivait des lettres à son enfant intérieur et lui donnait l'amour et les soins qui lui avaient manqué dans son enfance.

Les croyances sont les convictions et les attitudes profondément enracinées qui façonnent nos pensées, nos sentiments et nos actions. Elles sont tellement ancrées en nous que nous les prenons souvent pour des vérités absolues. Ces croyances peuvent s'appliquer à tous les aspects de notre vie, y compris notre vision de nous-mêmes, des autres, des événements, du monde et de l'univers.

Les croyances et leur influence sur notre vie

Les croyances sont extrêmement importantes, car elles influencent fortement notre comportement et nos décisions. Elles façonnent la lentille à travers laquelle nous regardons le monde et influencent la manière dont nous réagissons à différentes situations et événements. Elles peuvent façonner notre perception au point que nous ignorons ou rejetons les informations qui contredisent nos croyances, alors que nous acceptons celles qui les confirment. C'est ce que l'on appelle le biais de confirmation.

Les croyances positives peuvent nous inspirer pour poursuivre nos objectifs et surmonter les obstacles. Des exemples de croyances positives sont «Je peux apprendre et grandir» ou «J'ai la capacité de créer des changements positifs dans ma vie». Ce type de croyances favorise la croissance et nous permet d'aller de l'avant malgré les difficultés.

En revanche, les croyances négatives peuvent nous limiter et saper notre estime de soi et notre confiance en nous.
Les exemples suivants en sont des exemples : «Je ne suis pas assez bon» ou «Je ne réussirai jamais». Ces croyances peuvent nous faire passer à côté d'opportunités par peur de l'échec ou du rejet.

Exercice : Transformer les croyances négatives

Pour surmonter les croyances négatives et les transformer en croyances positives, il est utile de suivre un processus en plusieurs étapes.

Prise de conscience : La première étape consiste à prendre conscience de vos croyances. Cela peut se faire par la réflexion, la méditation et également par la lecture d'un livre comme celui-ci. Si vous avez fait l'exercice «Trouver des moments clés grâce à la réflexion personnelle» et lu le chapitre sur le «Dialogue Inner Child», vous avez certainement déjà pu identifier vos principales croyances.

Défi : La deuxième étape consiste à mettre au défi vos croyances négatives. Demandez-vous si ces croyances sont fondées sur des faits ou si elles sont éventuellement basées sur des expériences négatives ou des informations erronées.

Remplacement : La troisième étape consiste à remplacer les croyances négatives par des croyances positives. Par exemple, si vous avez la croyance que vous n'êtes «pas assez bon», vous pourriez la remplacer par la croyance que «tout le monde a la capacité d'apprendre et de grandir».

Renforcement : La quatrième étape consiste à renforcer vos nouvelles croyances positives. Cela peut se faire par des affirmations, des visualisations ou d'autres techniques de renforcement positif.

Pratique : La dernière étape est la pratique. Tout comme il faut du temps pour développer des croyances négatives, il en faut aussi pour ancrer des croyances positives. En pratiquant et en renforçant régulièrement les nouvelles croyances, celles-ci deviendront partie intégrante de vos pensées et de vos actions.

Il est important de garder à l'esprit que ce processus demande également du temps et de la patience. Les croyances sont des convictions profondément enracinées et il faut du temps pour les changer. Mais avec de l'engagement et de la persévérance, il est possible de surmonter les croyances négatives et de mener une vie plus épanouie et meilleure.

La gestion des événements traumatiques

La gestion et le dépassement des traumatismes peuvent être un voyage difficile et souvent douloureux. Nous portons tous, d'une manière ou d'une autre, des cicatrices de notre passé. Parfois, ces cicatrices, si elles ne sont pas correctement guéries, peuvent nous empêcher de réaliser notre plein potentiel et de vivre la vie que nous voulons vivre. Il est donc essentiel d'apprendre à cicatriser les anciennes blessures et à surmonter les traumatismes sans les rouvrir constamment et en souffrir à nouveau.

Tout d'abord, il est important de comprendre la nature d'un traumatisme. Un traumatisme est une réaction psychologique profonde à des expériences stressantes ou angoissantes. Les événements traumatiques peuvent revêtir différentes formes - ils peuvent être de nature physique, émotionnelle ou psychologique. Les effets des traumatismes peuvent apparaître immédiatement après l'événement ou se manifester des mois ou des années plus tard.

Pour surmonter un traumatisme, il est important de le reconnaître et de l'identifier. Malheureusement, il existe souvent une tendance à refouler ou à nier les expériences traumatiques parce qu'elles sont trop douloureuses ou effrayantes pour être abordées. Or, cela peut avoir pour effet de saper le traumatisme et de continuer à avoir un impact négatif sur la vie d'une personne.
La reconnaissance d'un traumatisme est la première étape pour le guérir et le surmonter (voir également à ce sujet le mécanisme de défense

infantile du «refoulement» décrit ci-dessus).

Enfin, il est important de comprendre que surmonter un traumatisme ne signifie pas l'oublier ou faire comme s'il ne s'était jamais produit. Cela signifie reconnaître les expériences douloureuses et passer ensuite à autre chose. Cela signifie reprendre le contrôle de sa propre vie et ne plus se laisser définir par le passé.

Exercice de gestion des traumatismes

Remarque : En cas de traumatisme grave de l'enfance, il est conseillé de faire appel à une aide professionnelle. Cela peut ouvrir des blessures émotionnelles très profondes, qui devraient être accompagnées par un thérapeute qualifié.

En cas de traumatisme plus léger ou pour compléter une thérapie, l'exercice suivant peut être utile :

Créer un environnement sûr : Choisissez un endroit où vous vous sentez à l'aise et en sécurité. Il pourrait s'agir d'une pièce calme de votre maison, d'un endroit dans la nature ou même d'un lieu imaginaire. L'essentiel est que vous vous y sentiez en sécurité et que vous ne soyez pas dérangé.

Exercice de respiration apaisant : Fermez les yeux et concentrez-vous sur votre respiration. Inspirez et expirez profondément et calmement, peut-être avec une main sur votre cœur ou votre ventre pour renforcer la connexion avec votre corps. Faites cela pendant quelques minutes, jusqu'à ce que vous vous sentiez apaisé et ancré.

Souvenir d'enfance : Évoquez avec précaution un souvenir d'enfance que vous considérez comme traumatisant. Il est important de ne pas vous surcharger ; choisissez peut-être d'abord un souvenir moins intense.

Adoptez un rôle d'observateur : Essayez de considérer le souvenir du point de vue d'un observateur neutre, comme si vous regardiez un film. Cela permet de créer une distance émotionnelle par rapport à la situation et d'éviter d'être submergé par les émotions.

Faire preuve d'autocompassion : Imaginez votre jeune moi dans cette situation. De quoi aurait-il eu besoin à ce moment-là ? Essayez de donner exactement cela à votre jeune moi : Des mots de réconfort, d'encouragement, d'amour. Vous pourriez même vous imaginer en train de prendre votre jeune moi dans vos bras.

Réécrivez l'histoire : Imaginez maintenant comment la situation aurait dû se dérouler dans l'idéal. Peut-être qu'un adulte attentionné serait intervenu, vous aurait protégé ou vous aurait apporté le soutien dont vous aviez besoin. Laissez cette nouvelle version de l'histoire se développer dans votre esprit.

Intégration : Ramenez le scénario nouvellement écrit dans le présent. Imaginez que cette image positive coule en vous et vous renforce.

Cet exercice peut contribuer à renforcer le sentiment de sécurité et de contrôle et à atténuer la douleur liée aux anciens souvenirs. Répétez l'exercice selon les besoins et, si nécessaire, faites appel à un soutien professionnel si les souvenirs sont trop envahissants.

Méditation guidée pour surmonter un traumatisme

La méditation guidée suivante est conçue pour vous aider à trouver la guérison des traumatismes.

La méditation vous guidera dans un voyage visuel à travers vos expériences intérieures. Il est important de noter que cette méditation peut éventuellement susciter des émotions et des souvenirs intenses. Veuillez faire preuve de prudence et ne pas hésiter à demander de l'aide si vous en avez besoin. Vous n'êtes pas seul dans ce voyage et il existe de nombreuses ressources et personnes prêtes et capables de vous aider.

Il est également important de noter que la méditation est un outil et non un substitut au soutien thérapeutique professionnel. Si vous souffrez de traumatismes graves, n'hésitez pas à demander l'avis d'un thérapeute qualifié.

Pour conclure, rappelez-vous que la guérison est un processus. Il faut du temps et de la patience. Il est tout à fait normal que vous vous sentiez parfois dépassé ou que vous fassiez des pas en arrière. Tout cela fait partie du processus. Soyez doux avec vous-même et rappelez-vous que vous êtes digne de connaître la guérison.

Dans la méditation guidée qui suit, nous vous tutoyons, car l'exercice est ainsi plus efficace et plus personnel. Maintenant, si vous vous sentez prêt, commençons la méditation.

Début de la méditation

Avant de commencer, assure-toi que tu es dans un endroit calme et confortable, où tu ne seras pas dérangé. Tu peux t'asseoir ou t'allonger, selon ce qui est le plus confortable pour toi.

Commençons par le début.

Respire profondément et expire. Sens comment ton corps se détend à chaque respiration. Laisse aller toutes les pensées et les soucis de la journée.

Imagine maintenant que tu es dans un endroit calme et paisible. Il pourrait s'agir d'une forêt, d'une plage, d'un jardin ou d'un endroit où tu aimes te retourner. C'est un lieu qui t'offre sécurité et paix.

Pendant que tu te trouves dans ce lieu, imagine une source de lumière au-dessus de ta tête. Cette lumière est pure, chaude et apaisante. Elle dégage une énergie de guérison.

Laisse cette lumière s'écouler lentement en toi. Elle commence au sommet de ta tête et descend vers ta nuque, tes épaules, ton tronc, tes jambes et enfin tes pieds. Sens comme cette lumière pénètre et guérit chaque cellule, chaque muscle et chaque os de ton corps.

Maintenant, alors que tu es dans cet état de relaxation, je t'invite à te souvenir d'un événement du passé qui a été traumatisant pour toi. Il est important que tu te sentes en sécurité et prêt à le faire. Si cela devient trop difficile, tu peux toujours revenir à la lumière de guérison qui coule en toi.

Sois conscient que tu es maintenant dans le présent et non plus dans le passé. Tu es en sécurité. Tu es fort. Tu es capable de faire face à cet événement parce que tu es maintenant plus grand et plus fort que lui.

Considère cet événement du point de vue du «moi» présent. Que vois-tu ? Qu'est-ce que tu ressens ? Que voudrais-tu dire à ton moi de l'époque ?

Maintenant, laisse la lumière de guérison couler sur cet événement.

Laisse-la dissiper toute obscurité et toute douleur. Sens comment la lumière neutralise tout ce qui est négatif et le remplace par l'amour, le pardon et la guérison.

Passe quelques instants à laisser cette lumière faire son travail. Laisse partir toutes les émotions négatives - colère, peur, douleur. Laisse-les toutes partir dans la lumière.

Lorsque tu es prêt, dis au revoir à cet événement. Tu peux le remercier pour les leçons qu'il t'a apportées ou simplement reconnaître qu'il fait partie de ton passé et qu'il ne détermine plus ton présent ou ton avenir.

Retourne ensuite à ton lieu de sécurité. Sens toujours la lumière de guérison en toi et autour de toi. Laisse cette lumière te remplir d'amour, de paix et de force.

Respire profondément et expire. Sens ton corps et prends conscience de ton environnement.

Rappelle-toi que tu peux toujours revenir à cet exercice chaque fois que tu te sens prêt à guérir un autre événement traumatisant. Tu es fort, tu es courageux et tu es capable de guérir et d'aller de l'avant.

Faire table rase du passé

Tirer un trait sur le passé et apprendre à ne plus en être l'esclave peut être une expérience énormément libératrice et fortifiante. Nous portons tous des souvenirs et des expériences de notre passé, dont certains sont douloureux ou traumatisants. Ces expériences peuvent influencer nos pensées, nos sentiments et nos comportements actuels, souvent de manière subtile ou inconsciente. En laissant notre passé derrière nous, nous nous libérons de ces influences négatives et pouvons mener une vie plus épanouie et plus satisfaisante.

C'est pourquoi, à la fin de ce chapitre, nous vous proposons quatre exercices efficaces qui vous aideront à vous défaire des chaînes du passé.

Exercice 1 : Lettre au passé :

Une méthode pour tirer un trait sur le passé consiste à écrire une lettre à soi-même ou à la personne ou à la situation qui a provoqué le traumatisme ou la douleur. Dans cette lettre, il est possible d'exprimer ses sentiments et ses pensées, de décrire ses souvenirs et ses expériences et, en fin de compte, de dire adieu à ces événements. Il n'est pas nécessaire d'envoyer la lettre ; le simple fait de l'écrire peut déjà avoir un effet thérapeutique. Une fois la lettre écrite, on peut la brûler ou la détruire en toute sécurité, comme un acte symbolique de lâcher prise et de se libérer du passé.

Exercice 2 : La notion de deux voies :

Pour cet exercice, imaginez que vous êtes sur un chemin qui part dans deux directions. L'un des chemins représente le passé avec toutes ses douleurs, ses blessures et ses souvenirs traumatisants. L'autre chemin représente l'avenir avec toutes ses possibilités, ses chances et ses espoirs. On prend un moment pour considérer les deux chemins, puis on prend consciemment la décision de choisir le chemin de l'avenir. Cet acte symbolique de choisir peut contribuer à faciliter le passage du passé au futur et à déplacer la focalisation mentale de ce qui a été vers ce qui peut être.

Exercice 3 : L'exercice du ballon :

Dans cet exercice, visualisez chaque souvenir douloureux ou difficile comme un ballon que vous tenez dans votre main. Prenez un moment pour observer chaque souvenir et reconnaître ce qu'il vous fait ressentir. Ensuite, imaginez que vous lâchez chaque ballon individuellement. Observez comment le ballon s'élève dans le ciel et, avec lui, le souvenir douloureux. Vous pouvez imaginer que le ballon devient de plus en plus petit jusqu'à ce qu'il disparaisse finalement de votre champ de vision. Répétez cet exercice pour chaque souvenir douloureux dont vous souhaitez vous débarrasser. Cette expérience de pensée peut aider à créer un sentiment de lâcher-prise et de libération des expériences douloureuses.

Exercice 4 : La métaphore du fleuve :

Imaginez une rivière qui coule tranquillement et régulièrement. Cette rivière représente le flux de la vie et du temps. Chaque souvenir douloureux ou expérience traumatisante est une feuille qui flotte à la surface de la rivière. Observez comment chaque feuille - chaque souvenir - dérive sur la rivière, passe et finit par disparaître de votre champ de vision. Vous ne pouvez pas contrôler la direction dans laquelle les feuilles flottent ou la vitesse à laquelle elles se déplacent, tout comme vous ne pouvez pas changer ou contrôler le passé. Ce que vous pouvez faire, en revanche, c'est laisser partir ces feuilles - ces souvenirs - et les laisser suivre leur propre chemin. Cet exercice peut vous aider à accepter l'immuabilité du passé et à apprendre à aller de l'avant.

Enfin, il me semble important de souligner une fois de plus que laisser aller le passé ne signifie pas nier ou ignorer ses expériences ou ses sentiments. Cela signifie qu'on les reconnaît, qu'on les affronte et qu'on décide ensuite de ne plus les laisser nous définir. Avec le temps et une pratique continue, ces exercices contribuent à relâcher l'emprise du passé et à trouver plus de liberté et de contrôle dans la vie présente.

CHAPITRE 2 :
VIVRE ICI ET MAINTENANT

Ne laisse pas ton enfance te limiter

On croit souvent à tort qu'une enfance parfaite est nécessaire pour réussir ou être heureux plus tard dans la vie. La vérité, cependant, est que personne n'a une enfance vraiment parfaite. Tout le monde doit relever des défis et surmonter des difficultés au cours de son enfance. Ceux-ci peuvent aller de petits désagréments à de sérieux traumatismes. Il est important de comprendre que ces défis et difficultés ne doivent pas nous définir ou déterminer notre réussite dans la vie future.

Au contraire, de nombreuses personnes qui ont connu des difficultés dans leur enfance ont très bien réussi à l'âge adulte. Dans de nombreux cas, ce sont précisément ces défis précoces qui les ont rendus plus forts et les ont préparés à faire face aux difficultés et aux défis de la vie.

Il existe de nombreux exemples de personnes qui ont réussi malgré une enfance difficile :

Oprah Winfrey : la célèbre présentatrice de talk-show et mogul des médias Oprah Winfrey a eu une enfance très difficile. Elle est née dans la pauvreté, a subi des violences physiques et sexuelles et est tombée enceinte à l'adolescence. Malgré ces défis, elle s'est battue et est finalement devenue l'une des femmes les plus influentes de l'industrie du divertissement.

J.K. Rowling : la créatrice de Harry Potter, J.K. Rowling, a subi des violences domestiques dans son enfance et a dû faire face au chômage et à la pauvreté dans sa jeunesse. Ces expériences difficiles ont marqué son travail d'écriture et ont finalement conduit à la création de l'univers Harry Potter, qui a fait d'elle l'un des auteurs les plus célèbres de l'histoire.

Maya Angelou, poétesse renommée et militante des droits civiques, a eu une enfance très turbulente, au cours de laquelle elle a subi des abus et des discriminations raciales. Malgré ces défis, elle est devenue l'une des voix les plus connues et les plus respectées de la littérature américaine et du mouvement des droits civiques.

Ces personnes sont des exemples brillants de la façon dont on peut accomplir de grandes choses malgré une enfance difficile. Ils montrent que le passé, même s'il peut être douloureux ou traumatisant, ne doit pas nous empêcher de poursuivre nos rêves et d'atteindre nos objectifs.

Il est tout aussi important de souligner qu'une enfance merveilleuse ne garantit pas une vie tout aussi merveilleuse. De nombreuses personnes qui ont eu une enfance pleine d'amour et de soutien se débattent avec leurs propres défis et difficultés à l'âge adulte. Ce n'est pas la perfection de notre enfance qui détermine qui nous devenons, mais la manière dont nous réagissons aux défis que nous pose la vie et dont nous apprenons et grandissons à partir de nos expériences.

Une enfance «parfaite» est une illusion. Ce qui compte, c'est la manière dont nous acceptons la vie avec ses hauts et ses bas, la manière dont nous apprenons de nos expériences et la manière dont nous décidons de suivre notre propre voie. Tout le monde a le potentiel d'accomplir de grandes choses, quel que soit son passé. Il n'est jamais trop tard pour prendre le contrôle de sa propre vie et mener la vie que l'on souhaite.

Quitter le rôle de victime

Le rôle de victime est une tendance psychologique à se considérer comme une victime des circonstances ou du comportement d'autrui, et donc à se sentir passif et impuissant. Alors que nous rencontrons tous des difficultés et des défis dans notre vie, le fait de rester dans un rôle de victime peut nous amener à nous sentir impuissants et contrôlés par des facteurs externes. Cela a un impact négatif sur notre estime de soi, nos relations et notre satisfaction générale dans la vie.

Lorsque nous nous considérons comme des victimes, nous avons tendance à rejeter la responsabilité de notre situation sur les autres et à nous concentrer sur ce qui nous a été fait plutôt que sur ce que nous pouvons faire pour améliorer notre situation. Cela nous conduit à rester dans un état d'impuissance et à trouver difficile d'apporter des changements positifs dans notre vie.

En outre, le rôle de victime contribue à ce que nous nous concentrions sur le négatif et que nous ayons du mal à voir le positif dans notre vie. Cela nous amène à nous sentir isolés et malheureux et à avoir des difficultés à établir des relations épanouissantes avec les autres.

Il est toutefois important de garder à l'esprit que quitter le rôle de victime n'est pas le signe que ce qui nous arrive est bien ou que nous devrions en assumer la responsabilité. Il s'agit plutôt de prendre le contrôle de notre propre situation et de prendre les mesures nécessaires pour favoriser notre propre bien-être et notre bonheur.

Pour quitter le rôle de victime, il est possible de prendre plusieurs mesures :

Prendre conscience : La première étape consiste à prendre conscience de vos pensées et de vos sentiments. Soyez attentif à la manière dont vous pensez à vous-même et à votre situation. Si vous remarquez que vous avez tendance à vous considérer comme une victime, reconnaissez-le et commencez à remettre en question ces schémas de pensée.

Responsabilité : Assumez la responsabilité de votre propre vie. Cela ne signifie pas que vous prenez le blâme pour ce qui vous est arrivé, mais que vous prenez le contrôle de vos réactions et de votre comportement futur. Vous contrôlez la manière dont vous réagissez aux situations et la manière dont vous agissez dans le futur.

Pensée positive : Essayez de vous concentrer sur le positif et de développer une attitude plus optimiste. Cela contribue à réduire la négativité souvent associée au rôle de victime et vous encourage à prendre des mesures proactives pour améliorer votre situation.

Soutien : Cherchez du soutien, que ce soit auprès de vos amis, de votre famille, d'un thérapeute ou d'un groupe de soutien. Les personnes qui vous soutiennent et prennent soin de vous vous donneront l'énergie dont vous avez besoin pour sortir du rôle de victime.

Prendre ses responsabilités

C'est une tendance humaine que de rejeter la responsabilité des expériences et des situations désagréables sur les autres. Cela procure un sentiment de soulagement temporaire en éloignant la responsabilité de soi et en la transférant aux autres. Cependant, cette pratique ne présente aucun avantage à long terme et peut conduire à une spirale sans fin de blâme et d'hostilité.

Il est particulièrement tentant de blâmer nos parents ou les personnes qui se sont occupées de nous pendant notre enfance pour les difficultés et les défis auxquels nous sommes confrontés à l'âge adulte. Il est certainement vrai que notre éducation et nos expériences d'enfance ont une grande influence sur notre développement et façonnent nombre de nos croyances et modèles de comportement. Toutefois, blâmer nos parents ou d'autres personnes ne nous fait pas avancer.

Plutôt que de se concentrer sur le blâme, il est plus sain et productif d'assumer sa propre responsabilité. Le fait d'assumer la responsabilité de notre propre vie et de nos décisions nous permet de prendre le contrôle et d'apporter des changements positifs. Cela nous permet de sortir du rôle de victime et d'assumer un rôle plus actif dans notre propre développement et guérison. Cela ne signifie pas que nous devrions assumer la responsabilité du comportement des autres ou des injustices dont nous avons été victimes. Cela signifie toutefois que nous prenons la responsabilité de la manière dont nous réagissons à ces expériences et de la décision que nous prenons d'aller de l'avant.

Prendre ses responsabilités est une étape essentielle du développement personnel et de la guérison. Elle nous permet de jouer un rôle plus actif dans la construction de notre propre vie et de notre bonheur.

Arrêter le carrousel des pensées

La tendance à être pris dans les spirales de notre propre pensée est un phénomène humain très répandu. C'est comme si notre esprit avait sa propre volonté et nous entraînait dans des cycles sans fin de scénarios «et si ?» et de pensées excessives sur le passé ou le futur. Ce «carrousel de pensées» est pesant et épuisant et entraîne souvent du stress, de l'anxiété et des insomnies. Heureusement, il existe des moyens de briser ces boucles de pensées incessantes et de reprendre le contrôle de nos états d'esprit.

Tout d'abord, il est important de se rappeler qu'il est tout à fait normal d'avoir un esprit actif. Les pensées sont une composante naturelle de la conscience humaine et nous aident à traiter les informations, à prendre des décisions et à apprendre. Le problème survient lorsque les pensées deviennent incontrôlées et contre-productives.

La bonne nouvelle est que, même si nous ne pouvons pas changer le fait que nous pensons, nous pouvons changer la manière dont nous réagissons à nos pensées. Voici cinq techniques qui peuvent aider à arrêter le manège des pensées :

1. La pleine conscience :
L'une des méthodes les plus efficaces pour changer notre mode de pensée est la pratique de la pleine conscience. En nous concentrant sur le fait d'être présent et conscient du moment présent, nous pouvons détourner notre attention de la pensée excessive et nous concentrer sur ce qui se passe réellement dans notre environnement actuel. Cela peut être aussi simple que de se concentrer sur notre respiration, de sentir le sol sous nos pieds ou d'observer les bruits autour de nous. Avec une pratique régulière, les exercices de pleine conscience contribuent à apaiser notre esprit et à interrompre le manège sans fin de nos pensées.

Nous reviendrons plus en détail sur le thème important de la pleine conscience dans un point ultérieur de ce chapitre.

2. Écrire :

Écrire nos pensées et nos soucis est une méthode utile pour arrêter le manège des pensées. En écrivant nos pensées, nous pouvons les faire sortir de notre tête et les coucher sur le papier, ce qui nous aide à les considérer de manière plus objective. Cela nous permet également d'identifier des schémas dans nos pensées et peut apporter un sentiment de soulagement.

3. L'exercice physique :

L'exercice physique est une autre méthode efficace pour calmer un esprit hyperactif. Que ce soit la course, le yoga, la danse ou toute autre forme d'exercice, l'activité physique aide à distraire l'esprit et à se concentrer sur le corps. En outre, l'activité physique libère des endorphines, qui agissent comme un stimulant naturel de l'humeur.

4. La méditation :

Une pratique régulière de la méditation est une excellente méthode pour arrêter le carrousel des pensées. La méditation aide à calmer l'esprit, à aiguiser la concentration et à développer une plus grande conscience de nos pensées et de nos sentiments. Avec le temps, la méditation contribuera à changer l'habitude de penser de manière excessive et à promouvoir une conscience plus calme et plus paisible.

5. Le reframing :

Une autre technique consiste à s'entraîner à « reframing « ou à repenser nos pensées. Cela signifie changer de perspective sur nos pensées et les voir sous un autre jour. Au lieu de nous laisser submerger par des pensées négatives ou des soucis, nous pouvons nous demander : «Cette pensée est-elle utile ou productive ? Y a-t-il une autre façon d'y penser» ? Grâce au recadrage, nous pouvons briser le schéma de la pensée excessive et réorienter notre esprit vers des modes de pensée plus positifs et productifs.

Le reframing, ou recadrage, est une technique puissante largement utilisée dans les thérapies cognitivo-comportementales, la psychologie positive et le coaching. Elle consiste à reconsidérer une perspective négative ou restrictive sur une situation, une expérience ou une relation et à la transformer en une perspective positive ou habilitante. Il s'agit de changer les schémas de pensée qui nous maintiennent souvent prisonniers de cycles nuisibles ou improductifs.

Imaginez, par exemple, une femme nommée Jade qui occupe un poste exigeant dans une entreprise. Elle a de longues heures de travail, des délais stricts et de nombreuses responsabilités. Elle est constamment stressée et se sent dépassée par les événements. Jade pourrait dire : «Mon travail est trop stressant, je ne peux plus le supporter». Dans cette pensée, Jade voit son environnement de travail comme accablant et elle-même comme impuissante.

C'est là que le reframing pourrait entrer en jeu. Au lieu de se concentrer sur le stress et l'accablement, Jade pourrait envisager sa situation sous un autre angle. Elle pourrait dire : «Mon travail est stimulant et me met au défi de nombreuses manières. Mais ces défis m'offrent aussi la possibilité de grandir et d'améliorer mes compétences. J'ai le contrôle sur la façon dont je réagis à mon travail et je peux développer des stratégies pour mieux gérer le stress».

Dans cette pensée remaniée, Jade reconnaît toujours les défis de son travail, mais elle les considère également comme des opportunités de croissance et de développement. Au lieu de se considérer comme une victime de ses circonstances, elle se voit comme une participante active qui a le contrôle et qui est capable de faire des changements positifs.

Jade a également pris le contrôle de sa réaction au stress. Au lieu de se laisser simplement submerger par le stress, elle reconnaît qu'elle peut développer des stratégies pour y faire face. Cela pourrait signifier qu'elle fait des pauses quand elle en a besoin, qu'elle prend le temps de se détendre et de récupérer, et qu'elle cherche du soutien quand elle en a besoin.

Grâce à ce recadrage, Jade a pu voir sa situation sous un jour nouveau et améliorer sa vie. Au lieu de se sentir submergée et épuisée par son travail, elle a commencé à voir les possibilités et le potentiel qu'il lui offrait. Elle s'est sentie habilitée et capable d'effectuer des changements qui l'ont menée à une vie plus heureuse et plus épanouie.

Le changement de mentalité est une technique efficace pour nous libérer des schémas de pensée négatifs ou limitatifs. Mais il est important de noter que cela demande de la pratique et de la patience. Il peut être difficile au début de changer la façon dont nous pensons à certaines choses, mais avec le temps et la pratique, le reframing peut contribuer à changer notre façon de penser et notre vie de manière positive. Vous trouverez un exercice de ce que l'on appelle le «recadrage positif» plus loin dans ce livre.

Il est important de se rappeler que l'arrêt du carrousel de pensées demande du temps et de la pratique. Il ne s'agit pas d'un interrupteur qu'il suffit d'actionner. Soyez donc patient avec vous-même et célébrez les petits progrès. Après tout, il ne s'agit pas d'arrêter toutes les pensées, mais de développer une relation plus saine et plus productive avec elles.

Ce qui est bon et ce qui est mauvais est une question de perspective

Ce que nous qualifions de «bon» ou de «mauvais» dépend fortement de notre perspective, de notre empreinte culturelle et de nos convictions personnelles. Une même situation ou une même action peut être évaluée de manière très différente par différentes personnes ou selon différents points de vue.

Un exemple simple est celui du verre d'eau à moitié rempli. Certaines personnes pourraient considérer le verre à moitié vide et l'interpréter comme une situation négative. D'autres pourraient voir le verre à moitié plein et le considérer comme quelque chose de positif. D'autres encore pourraient se réjouir d'avoir un verre et un accès à l'eau potable. Le même objet, la même quantité d'eau, et pourtant tant d'interprétations différentes, basées sur la perspective de chacun.

Un autre exemple est la perte d'un emploi. D'un certain point de vue, cela pourrait être perçu comme une terrible catastrophe, une situation qui suscite la peur et l'incertitude. D'un autre point de vue, elle peut être perçue comme une opportunité de prendre une nouvelle direction dans sa vie, d'acquérir de nouvelles compétences ou de réaliser enfin son rêve d'indépendance. Ce qui est un échec cuisant pour une personne est une opportunité passionnante pour une autre.

L'influence culturelle joue également un rôle important dans notre évaluation du «bien» et du «mal». Dans certaines cultures, par exemple, l'accent mis sur l'individualité et l'indépendance est considéré comme positif, tandis que dans d'autres, la valorisation de la communauté et de la coopération est plus valorisée. Ce qui est considéré comme respectueux dans une culture pourrait être perçu comme offensant dans une autre.

Nos convictions et valeurs personnelles influencent également fortement ce que nous considérons comme bon ou mauvais. Une personne qui attache une grande importance à l'honnêteté considérera les mensonges sous toutes leurs formes comme mauvais, tandis qu'une autre personne qui met l'accent sur la valeur de l'harmonie serait peut-être prête à dire une petite contre-vérité pour éviter une dispute.

La prise de conscience de ces différences de perspective est d'une grande importance. Elle nous permet de développer plus de compréhension et de tolérance pour les autres personnes qui pensent ou agissent peut-être différemment de nous. Cela nous rappelle que notre vision du monde n'est pas la seule et qu'il existe de nombreuses façons différentes de voir et d'interpréter la vie.

Il est également important de garder à l'esprit que notre évaluation des situations, qu'elle soit bonne ou mauvaise, influence souvent nos sentiments et nos réactions. En apprenant à changer ou à élargir notre perspective, nous pouvons souvent développer une attitude plus positive et constructive face aux défis de la vie. Cela peut nous aider à apprendre de nos erreurs, à voir des opportunités dans les difficultés et, en fin de compte, à mener une vie plus épanouie et plus heureuse.

Exercice « Refraiming positif»

Un exercice de pensée précieux pour voir le bon côté des situations est l'exercice de « Reframing positif «. Cet exercice vise à modifier nos schémas de pensée et à envisager les situations négatives sous un angle différent, plus positif. Voici comment s'y prendre :

1. Identifiez la situation : tout d'abord, pensez à une situation actuelle dans votre vie que vous considérez comme négative ou pesante. Il peut s'agir d'un conflit professionnel, d'un défi de santé, d'un problème dans une relation ou de toute autre situation difficile.

2. Identifiez vos pensées et vos sentiments : écrivez ce que vous pensez de la situation et ce qu'elle vous fait ressentir. Soyez aussi concret et détaillé que possible.

3. Demandez-vous ce que pourrait être le bien : Maintenant, essayez d'envisager la situation sous un autre angle. Y a-t-il quelque chose de bon qui pourrait découler de cette situation ? Pourrait-elle être une occasion de grandir, d'apprendre ou de se développer ? Cela pourrait-il vous renforcer d'une manière que vous n'aviez pas identifiée auparavant ?

4. Notez vos nouvelles pensées et vos nouveaux sentiments : Après avoir identifié quelques aspects ou possibilités positifs dans la situation, écrivez comment ces nouvelles perspectives modifient vos pensées et sentiments sur la situation. Comparez-les à vos pensées et sentiments initiaux. Voyez-vous une différence ?

5. Mettez cette nouvelle perspective en pratique : Pensez aux mesures concrètes que vous pouvez prendre pour mettre en pratique cette nouvelle perspective. Que pouvez-vous faire pour

encourager ou utiliser ce qui est bon dans cette situation ?

Cet exercice change notre façon de penser et nous encourage à voir le bon côté des choses dans les situations difficiles. Il nécessite un peu de pratique et de patience, mais avec le temps, notre attitude générale et notre bien-être s'amélioreront. «Le recadrage positif» est un outil efficace pour faire face aux défis de la vie.

Comme la vie peut être belle quand on voit le bon côté des choses

«La vie est comme un appareil photo. Focalise-toi sur le bon, développe le positif à partir du négatif et si cela ne fonctionne pas, fais simplement une nouvelle photo». Cette citation résume l'attitude qui nous aide à voir ce qui est beau dans la vie et à reconnaître ce qui est bon, même lorsque les choses semblent difficiles. La vie nous offre d'infinies possibilités de joie, de gratitude et d'émerveillement, si nous apprenons à les voir.

Un exemple clair de la manière dont cette attitude peut avoir un impact sur notre vie se trouve dans l'histoire d'Helen Keller. Keller a perdu la vue et l'ouïe à l'âge de 19 mois à cause d'une maladie. Malgré ces énormes défis, elle a réussi à voir la beauté et la bonté du monde. Elle est devenue un écrivain et une activiste de renom, nous rappelant que «ce qu'il y a de meilleur et de plus beau dans le monde ne peut pas être vu ou touché - il doit être ressenti avec le cœur».

Pour voir le bon côté de la vie, il est essentiel de changer notre perspective et de développer une attitude positive. Des études psychologiques montrent qu'une attitude positive peut nous permettre non seulement de nous sentir plus heureux, mais aussi d'être en meilleure santé et de vivre plus longtemps. Cela s'explique par le fait qu'une attitude positive réduit le stress et nous aide à mieux faire face aux défis.

L'une des clés pour voir le bon côté de la vie est la capacité d'autocompassion. L'autocompassion consiste à être aimable et compréhensif envers nous-mêmes, en particulier lorsque nous faisons des erreurs ou que nous nous trouvons dans des situations difficiles. Si nous apprenons à faire preuve de compassion envers nous-mêmes, nous pouvons également développer plus de compassion envers les autres et voir le bien en eux.

L'histoire de Nick Vujicic est un exemple de la manière dont le fait de voir le bien peut changer la vie. Vujicic est né sans bras ni jambes, mais il a refusé de se laisser abattre par sa situation. Au lieu de cela, il a choisi de voir le bon côté de sa vie et est devenu un orateur de renommée internationale et un auteur de best-sellers. Son histoire montre que, quels que soient les défis auxquels nous sommes confrontés dans notre vie, nous avons toujours le choix de voir le bon côté des choses et de rester positifs.

Il est également important de noter que voir le bon côté de la vie ne signifie pas ignorer la réalité ou nier l'existence de problèmes et de défis. Cela signifie plutôt que nous pouvons reconnaître et apprécier le bien malgré ces défis. Cela signifie que nous voyons le verre à moitié plein plutôt qu'à moitié vide. Cela signifie que nous voyons la vie comme une série de possibilités plutôt que d'obstacles.

Enfin, une autre stratégie importante pour voir le bien consiste à vivre ici et maintenant. Souvent, nous sommes tellement concentrés sur l'avenir ou le passé que nous ne voyons pas la beauté et le bien qui nous entourent dans le moment présent.

Grâce à la pleine conscience, la pratique consistant à porter notre attention sur l'ici et maintenant, nous pouvons voir et apprécier davantage de bonnes choses dans notre vie.

Au fond, voir le bien dans la vie est un choix conscient. C'est une décision de se concentrer sur le positif, de pratiquer la gratitude, de faire preuve de compassion et de vivre ici et maintenant. Ce n'est peut-être pas toujours facile, mais les récompenses sont énormes. Si nous apprenons à voir le bon côté des choses, nous pouvons mener une vie plus épanouie, plus heureuse et plus saine. Comme l'a écrit un jour le poète John Keats : «Une chose de beauté est une joie pour toujours».

La gratitude, clé du bonheur

La gratitude est un état d'être puissant qui nous aide à nous concentrer sur les aspects positifs de la vie, à réduire le stress et à améliorer notre satisfaction générale. Face aux défis, aux difficultés et à l'injustice dans le monde, la gratitude peut être une source importante de force et de perspective.

Dans un monde où l'inégalité et l'injustice sont largement répandues, il peut parfois être difficile de ressentir de la gratitude. Il est douloureux de penser aux nombreuses personnes dans le monde qui souffrent de la pauvreté, de la faim, de la violence et de la maladie. Dans ces moments-là, il est important de ne pas voir uniquement la négativité, mais aussi les nombreux aspects de la vie pour lesquels nous pouvons être reconnaissants.

Par exemple, nous pouvons être reconnaissants pour nos besoins de base qui sont satisfaits - nourriture, eau, logement et sécurité. Nous pouvons être reconnaissants pour les personnes de notre vie qui nous offrent amour, soutien et compagnie. Nous pouvons être reconnaissants pour notre capacité à apprendre, à grandir et à changer.

Et nous pouvons être reconnaissants pour la beauté et les merveilles de la nature qui nous entoure.

Nous pouvons également être reconnaissants pour les nombreuses personnes qui s'efforcent de faire du monde un endroit meilleur. Il y a d'innombrables personnes qui donnent de leur temps, de leur argent et de leur énergie pour aider ceux qui ont moins de chance, pour protéger l'environnement et pour lutter contre les injustices. Leur travail est un signe d'espoir et de compassion, et ils méritent notre reconnaissance et notre gratitude.

Bien sûr, la gratitude ne signifie pas qu'il faille se résigner à l'injustice ou cesser de lutter pour le changement. Au contraire, cultiver la gratitude peut nous aider à trouver l'énergie et la perspective nécessaires pour relever les défis de la vie et apporter des changements positifs dans le monde. Peu importe où l'on se trouve dans le voyage de sa vie, il y a toujours quelque chose pour laquelle on peut être reconnaissant.

Exercices pour plus de gratitude

1. **Le journal de la gratitude :** Cet exercice est l'une des méthodes les plus connues pour cultiver un sentiment de gratitude. Prends chaque jour quelques minutes pour écrire dans un carnet ou un journal au moins trois choses pour lesquelles tu es reconnaissant. Cela peut être n'importe quoi, des grandes choses de la vie comme la famille et les amis aux petites choses comme un bon repas ou un beau coucher de soleil que tu as vu. Avec le temps, tu remarqueras que tu commences à percevoir et à apprécier davantage d'aspects positifs dans ta vie quotidienne.

2. **Promenade de la gratitude :** Dans cet exercice, tu fais une promenade au cours de laquelle tu te concentres consciemment sur ce que tes sens perçoivent et tu es reconnaissant pour les nombreuses petites et grandes choses que tu rencontres. Tu es

peut-être reconnaissant pour la sensation du soleil sur ta peau, le chant des oiseaux, la beauté des arbres ou l'odeur de l'herbe fraîchement coupée. Tu pourrais aussi être reconnaissant envers ton corps qui te permet de faire cette promenade. L'objectif de cette promenade est de prendre conscience des nombreux aspects de la vie qui passent souvent inaperçus, mais qui offrent pourtant des raisons d'être reconnaissant.

3. **Visite de remerciement :** Cet exercice est un peu plus exigeant, mais il peut aussi être particulièrement efficace. Il consiste à choisir une personne pour laquelle tu es particulièrement reconnaissant et à lui écrire une lettre dans laquelle tu exprimes ce qu'elle représente pour toi et pourquoi tu lui es reconnaissant. Si possible, rends visite à cette personne et lis-lui la lettre. Les réactions que cet acte de reconnaissance et d'appréciation suscite peuvent être extrêmement touchantes et gratifiantes pour les deux parties et renforcer le sentiment d'attachement et de gratitude.

En pratiquant régulièrement ces exercices, vous développerez une appréciation plus profonde de la vie et vous éprouverez un plus grand sentiment de gratitude.

La pleine conscience à l'heure de l'agitation

La pleine conscience, également connue sous le nom de Mindfulness en anglais, est un concept qui a pris de l'ampleur ces dernières années, tant dans la recherche psychologique que dans la culture populaire. Il s'agit d'une attitude mentale et d'une pratique d'exercice qui se concentre sur la perception du moment présent sans jugement et avec une acceptation totale.

La pleine conscience est une pratique millénaire enracinée dans les traditions bouddhistes et hindoues. Dans le contexte occidental, elle a toutefois été popularisée principalement par le travail de Jon Kabat-Zinn, le fondateur de la réduction du stress basée sur la pleine conscience (MBSR). Au cours des dernières décennies, un nombre croissant d'études scientifiques ont documenté les multiples avantages de la pratique de la pleine conscience, allant de l'amélioration de la santé mentale et du bien-être à l'augmentation de la créativité et de la productivité.

Pourquoi la pleine conscience est-elle si importante dans le monde d'aujourd'hui ?
Le monde d'aujourd'hui est caractérisé par la rapidité, le multitâche et la distraction permanente. De nombreuses personnes se sentent submergées par la quantité d'informations qui leur parviennent en permanence et ont des difficultés à se concentrer sur ce qui se trouve devant elles. De plus, nous avons tendance à vivre constamment dans le passé ou dans le futur plutôt que de vivre le moment présent. Tout cela peut être source de stress, d'anxiété et d'insatisfaction.

La pleine conscience offre une alternative à cet état de surstimulation et de distraction permanentes. Elle nous apprend à percevoir l'ici et maintenant de manière consciente et sans jugement, et à apporter ainsi plus de clarté, de calme et de satisfaction dans notre vie. En apprenant à nous concentrer sur le moment présent, nous pouvons réduire le stress, améliorer notre concentration et trouver plus de joie et d'épanouissement dans notre vie.

En outre, la pleine conscience offre une méthode efficace pour surmonter les défis et les difficultés. En apprenant à accueillir les sentiments et les expériences difficiles sans jugement et avec bienveillance et acceptation, nous pouvons devenir plus résistants au stress et aux défis et mieux les gérer.

En résumé, dans le monde actuel, rapide et stressant, la pleine conscience est un outil indispensable pour améliorer notre santé mentale et émotionnelle. En pratiquant régulièrement la pleine conscience, nous pouvons apprendre à nous concentrer sur le moment présent, à mieux gérer les situations stressantes et à trouver plus de satisfaction et de joie dans notre vie.

Intégrer la pleine conscience dans la vie quotidienne

Intégrer la pleine conscience dans son quotidien est plus facile qu'on pourrait le croire. Voici quelques méthodes qui vous permettront d'intégrer davantage de pleine conscience dans votre quotidien :

Commencez la journée en étant attentif : profitez des premiers moments de la journée pour vous réveiller consciemment et sans vous presser. Au lieu de prendre immédiatement votre smartphone, prenez quelques minutes pour sentir votre corps, observer votre respiration et vous mettre dans l'ambiance de la nouvelle journée.

Manger en faisant attention : Manger est une merveilleuse occasion de pratiquer la pleine conscience. Concentrez-vous sur le goût, l'arôme, la texture et les couleurs de vos aliments. Prenez le temps de mâcher et de savourer chaque bouchée.

Méditation en marchant : que ce soit sur le chemin du travail ou lors d'une promenade dans un parc, essayez d'utiliser la marche comme exercice de pleine conscience. Focalisez-vous sur la sensation de vos pieds qui touchent le sol, sur le balancement de vos bras et sur la sensation de l'air frais sur votre peau.

Pauses de pleine conscience : profitez de courtes pauses pendant la journée pour faire un exercice de pleine conscience. Cela peut être aussi simple que de respirer consciemment pendant une minute, de se concentrer sur les bruits qui vous entourent ou simplement de prendre conscience de votre corps et de vos pensées.

La pleine conscience dans les activités quotidiennes : Vous pouvez pratiquer la pleine conscience dans presque toutes les activités, que ce soit en vous brossant les dents, en prenant une douche, en cuisinant ou en faisant le ménage. Essayez de vous concentrer pleinement sur l'activité en question et de la percevoir avec tous vos sens.

Écouter attentivement : Lorsque vous parlez à d'autres personnes, essayez d'être vraiment présent et d'écouter attentivement, au lieu de déjà penser à votre réponse ou de vous égarer.

Méditation : une pratique régulière de la méditation est l'une des méthodes les plus efficaces pour cultiver la pleine conscience. Commencez par quelques minutes seulement par jour et augmentez progressivement la durée.

La pleine conscience au quotidien permet de réduire le stress, d'améliorer la concentration, de renforcer la résistance émotionnelle et d'augmenter le bien-être général. L'essentiel est de ne pas se mettre trop de pression et de considérer la pratique de la pleine conscience comme un processus doux et de soutien qui grandit avec le temps.

La vie est un miracle

Il est facile d'oublier l'époque et le lieu extraordinaires dans lesquels nous vivons. En tant qu'habitants du monde occidental au 21e siècle, nous jouissons de commodités et de possibilités qui auraient été tout simplement inimaginables pour nos ancêtres. C'est pourquoi il est parfois utile de prendre du recul et de reconnaître et d'apprécier les véritables merveilles de notre existence.

Imaginez un instant à quoi ressemblerait votre journée sans électricité. Pas d'éclairage, pas de refroidissement, pas de chauffage, pas d'Internet, pas de smartphone. Maintenant, imaginez le même scénario sans eau courante. Pas de toilettes, pas de douches, pas d'eau potable sur simple pression d'un bouton. Ces commodités, que nous considérons souvent comme allant de soi, sont le produit de millénaires de progrès humain et de dur labeur, et ont amélioré la vie de milliards de personnes.

Mais pour vraiment apprécier les merveilles de notre existence, nous devons regarder encore plus loin en arrière, bien au-delà des frontières de notre propre espèce. La Terre a environ 4,5 milliards d'années, et la vie telle que nous la connaissons a commencé il y a environ 3,5 milliards d'années avec l'apparition des premiers organismes unicellulaires. Depuis lors, la vie sur Terre a pris des formes d'une diversité époustouflante et a colonisé une série presque infinie de niches et d'écosystèmes.

Et pourtant, dans une perspective cosmique, les conditions qui rendent la vie possible sur Terre sont extraordinairement rares et fragiles. Notre planète se trouve dans la «zone habitable» de notre soleil, une bande étroite où les conditions sont juste suffisantes pour permettre la présence d'eau liquide, un élément crucial pour la vie telle que nous la connaissons.

En outre, une multitude d'autres conditions doivent être réunies pour permettre la vie sur Terre. L'atmosphère de notre planète, sa magnétosphère, la composition chimique du sol et de l'eau, la position et la présence de notre lune - tous ces facteurs et bien d'autres encore contribuent à créer un environnement propice à la vie.

Le simple fait que nous soyons ici, que nous puissions reconnaître et apprécier les merveilles de l'existence, est une chance presque inconcevable. Il est facile de prendre ces merveilles pour acquises, mais si nous prenons le temps de les contempler et de les apprécier vraiment, elles peuvent nous remplir d'une profonde gratitude et humilité.
C'est un privilège de vivre à une époque et dans un lieu où nous avons les moyens et les possibilités d'explorer le monde, d'apprendre et de grandir. C'est un miracle d'être tout simplement.

Profite de ta vie, car tu ne vis qu'une fois

La vie est un cadeau précieux que nous prenons souvent pour acquis. Dans notre société moderne trépidante, nous passons tellement de temps à nous concentrer sur nos objectifs, nos devoirs et nos obligations que nous oublions que la vie se déroule ici et maintenant. Nous oublions que nous ne vivons qu'une fois et que chaque minute qui passe est une minute que nous ne retrouverons jamais. Il est donc essentiel de profiter pleinement de notre vie et d'apprécier chaque instant.

«On ne vit qu'une fois» est une expression populaire qui est souvent interprétée comme un appel à la spontanéité et à l'aventure. Mais c'est plus qu'un simple prétexte à l'imprudence ou aux décisions irréfléchies. C'est un rappel que la vie est éphémère, que notre temps est limité et que nous devrions donc profiter de chaque occasion pour trouver du plaisir, de la satisfaction et du sens.

Ne profitez pas seulement de la vie en recherchant des aventures excitantes ou en recherchant un divertissement constant. Il s'agit également d'apprécier les petites choses : le goût d'un bon repas, le rire d'un être cher, la beauté d'un coucher de soleil, la satisfaction qui découle d'une œuvre bien faite. C'est accepter le présent, indépendamment de sa perfection ou de ses défauts, et reconnaître la plénitude de la vie qui se révèle à chaque instant.

Bien sûr, la vie n'est pas toujours facile. Il y a des défis, des pertes, des déceptions et des douleurs. Mais même dans les moments difficiles, il est possible de profiter de la vie et de l'apprécier. Il s'agit peut-être de reconnaître les leçons et la croissance qui découlent des défis. Il s'agit peut-être d'apprécier la résilience et la force que nous avons développées. Ou peut-être s'agit-il de reconnaître l'amour et le soutien qui nous entourent, même dans les moments les plus sombres.

Il existe de nombreuses façons de profiter de la vie. Pour certains, il peut s'agir de consacrer plus de temps à leurs loisirs et à leurs centres d'intérêt ou de rencontrer des personnes qu'ils aiment. Mais il y a aussi des personnes qui peuvent mieux profiter de la vie en se concentrant davantage sur leur santé et leur bien-être ou en poursuivant leurs rêves et leurs passions avec toute l'attention nécessaire. Quoi que cela signifie pour vous, il est important que vous vous donniez la permission de profiter pleinement de la vie.

À la fin de la journée, la vie est trop courte et trop précieuse pour ne pas l'apprécier et en profiter. «On ne vit qu'une fois» ne devrait pas être un simple slogan ou un hashtag Instagram, mais un principe directeur qui nous rappelle d'accueillir la vie à bras ouverts, le cœur ouvert et l'esprit ouvert. Quoi qu'il arrive, n'oubliez pas de profiter de la vie, car vous n'avez que celle-ci.

Pourquoi les comparaisons avec les autres rendent-elles malheureux

La tendance à se comparer aux autres est profondément ancrée dans la nature humaine. Cette tendance est aussi ancienne que l'humanité elle-même et se manifeste dans une multitude de domaines, que ce soit en termes d'apparence, de statut financier, de réussite professionnelle, de relations, etc. Mais pourquoi les comparaisons rendent-elles malheureux ? Pourquoi ne devrions-nous pas nous comparer aux autres, mais plutôt reconnaître que chacun d'entre nous est unique et possède des talents différents ?

Commençons par expliquer pourquoi les comparaisons nous rendent malheureux. L'une des principales raisons est qu'elles sont souvent irréalistes. Nous comparons nos faiblesses avec les forces des autres, nos défaites avec les victoires des autres, notre routine quotidienne avec les moments forts de la vie des autres. Cela nous amène à nous sentir inférieurs et insatisfaits de notre propre vie.

L'utilisation des médias sociaux en est un exemple classique. La plupart des gens ne partagent que leurs meilleurs moments et leurs réussites sur des plateformes sociales comme Instagram et Facebook. Lorsque nous comparons ces images soigneusement curatées et souvent retravaillées avec notre propre vie «moyenne», nous nous sentons souvent insatisfaits et inadéquats. Il s'agit pourtant d'une perception déformée. Personne n'a une vie parfaite, aussi brillante qu'elle puisse paraître sur Instagram.

Une autre raison pour laquelle les comparaisons nous rendent malheureux est qu'elles détournent notre attention de nos propres progrès et réalisations. Si nous regardons constamment l'herbe de l'autre côté de la clôture, nous n'avons pas le temps d'apprécier la beauté de notre propre jardin. Nous oublions de voir le chemin parcouru et ce que nous avons déjà accompli.

Par exemple, quelqu'un qui travaille dur pour améliorer ses compétences en communication pourrait se décourager s'il se comparait à un orateur doué. Mais s'il se concentrait sur les progrès qu'il a réalisés depuis le début de ses efforts, plutôt que de se comparer aux autres, il se sentirait probablement plus motivé et plus heureux.

Les comparaisons sont également problématiques parce qu'elles ignorent le caractère unique de chaque individu. Chacun d'entre nous a des talents, des capacités, des intérêts et des parcours de vie différents. Ce qui est juste pour une personne ne l'est pas forcément pour une autre. Lorsque nous essayons de nous mesurer aux autres, nous nions essentiellement notre propre unicité et nous aspirons à un modèle unique de réussite ou de bonheur qui peut ne pas nous convenir.

Prenons par exemple deux amies, Manon et Jade. Manon est une mathématicienne hors pair, tandis que Jade est une artiste talentueuse. Si Manon se compare constamment à Jade et souhaite qu'elle puisse peindre aussi bien qu'elle, elle sera probablement malheureuse et frustrée. Parallèlement, si Jade se compare constamment à Manon et souhaite pouvoir être aussi bonne qu'elle en mathématiques, elle pourrait éprouver des sentiments similaires. Les deux ignorent leurs propres forces et talents, oubliant qu'elles sont uniques et qu'elles ont leur propre façon de réussir.

Cela ne signifie pas que nous ne devrions pas nous inspirer ou apprendre des autres. Il est tout à fait acceptable d'avoir de l'admiration et du respect pour les réalisations des autres. Mais il est important de ne pas laisser cette admiration se transformer en une comparaison néfaste.

Comment pouvons-nous donc sortir de ce piège de la comparaison ? Une première étape pourrait être de nous rappeler à nous-mêmes que personne n'est parfait et que chacun a ses propres luttes et défis. Une autre étape importante est de reconnaître et de célébrer nos propres réussites et progrès. Il est important d'être bienveillant et patient envers nous-mêmes et de faire de notre mieux plutôt que d'essayer d'atteindre un idéal inatteignable. Enfin, nous devrions nous rappeler que nous sommes uniques et qu'il est normal de suivre notre propre voie plutôt que de suivre quelqu'un d'autre.
En résumé, les comparaisons peuvent souvent conduire à l'insatisfaction, à la frustration et au malheur. Chacun d'entre nous est unique et possède des talents et des chemins de vie différents. Au lieu de nous comparer aux autres, nous devrions apprendre à nous apprécier et à célébrer nos propres progrès et réalisations.

Si nous voulons vraiment nous comparer à quelqu'un, ce devrait être à nous-mêmes - à la personne que nous étions hier. Cette comparaison a une toute autre orientation, qui vise la croissance et le progrès, plutôt que l'infériorité et l'insatisfaction.

La seule personne de comparaison utile et productive est notre ancien moi. En nous comparant à nous-mêmes, nous pouvons prendre conscience de nos progrès et de notre évolution au fil du temps. Cela peut nous aider à célébrer nos réussites, aussi petites soient-elles, et nous motiver à grandir et à nous améliorer continuellement.

Imaginez que vous êtes un coureur passionné. Si vous vous comparez au coureur le plus rapide du monde, vous pourriez rapidement vous sentir découragé et démotivé. Mais si vous vous comparez à la personne que vous étiez lorsque vous avez commencé à courir, vous pourriez voir le chemin que vous avez parcouru. Vous pourriez vous rendre compte que vous êtes aujourd'hui plus rapide, plus fort et plus résistant. Vous verriez que vous vous êtes amélioré et c'est ce qui compte vraiment.

Lorsque vous vous comparez à vous-même, vous vous jugez sur la base de vos propres capacités, efforts et progrès, et non sur la base de ce que les autres font ou réalisent. Vous reconnaissez vos capacités individuelles, votre croissance et votre changement. Cette approche reconnaît que nous avons tous des façons et des vitesses individuelles d'atteindre notre meilleur niveau personnel.
C'est pourquoi, au lieu de nous comparer aux autres et peut-être de nous décourager, nous devrions nous concentrer sur nos propres progrès. En nous comparant à qui nous étions hier, nous pouvons voir le chemin que nous avons parcouru et nous concentrer sur ce que nous voulons atteindre ensuite. C'est une approche plus saine, plus constructive, qui conduit à une plus grande confiance en soi, à la satisfaction et, en fin de compte, au bonheur.

Permets-toi d'être toi-même

Dans notre société moderne, où nous sommes souvent bombardés de comparaisons et d'attentes, il peut être facile de ressentir la pression de devoir être quelqu'un d'autre. Nous avons souvent l'impression que nous devons répondre à certains standards pour être acceptés ou aimés. Mais l'une des vérités les plus belles et les plus importantes que nous devons nous rappeler est qu'il est tout à fait acceptable et plus que suffisant d'être simplement nous-mêmes.

Il est libérateur et responsabilisant de se donner la permission d'être authentique et d'exprimer notre véritable caractère, nos désirs, nos convictions et nos rêves. Chacun d'entre nous est unique, avec ses propres talents, capacités, perspectives et expériences qui font de nous ce que nous sommes. Il n'y a personne au monde qui soit exactement comme nous. Cette unicité n'est pas un défaut ou une erreur, mais un cadeau et une force.

Il est également important de reconnaître que chacun d'entre nous, par le simple fait d'être humain, est précieux et digne d'être aimé. Notre valeur en tant qu'être humain ne dépend pas de nos performances, de notre apparence, de notre statut ou de quoi que ce soit d'autre que nous fassions ou ayons. Nous sommes suffisamment bons, exactement comme nous sommes. Nous méritons amour, reconnaissance et respect, non pas parce que nous remplissons certaines conditions, mais simplement parce que nous sommes des êtres humains.

Cependant, l'acceptation de soi est souvent plus facile à dire qu'à faire. Beaucoup d'entre nous ont des croyances et des schémas profondément ancrés qui nous poussent à douter de nous-mêmes ou à nous critiquer. Mais il est important de savoir que nous pouvons changer ces schémas. Nous pouvons apprendre à nous traiter avec plus de gentillesse et de compassion. Nous pouvons apprendre à reconnaître et à apprécier nos forces et nos qualités, et à nous pardonner nos erreurs et nos faiblesses.

Un exercice qui peut aider à cela est la méditation sur l'amour de soi. Prenez quelques minutes pour vous mettre dans un état de relaxation et répétez silencieusement pour vous-même des phrases telles que «Je suis assez», «J'ai de la valeur», «Je mérite amour et respect», «Je m'accepte tel que je suis». Vous pouvez également ajouter des phrases adaptées à vos besoins et situations spécifiques. Répétez ces phrases encore et encore et laissez leur signification pénétrer profondément dans votre conscience.

Il est également utile de se rappeler que chacun d'entre nous est en train de faire son propre voyage et qu'il n'y a pas de «bonne» ou de «mauvaise» façon de faire ce voyage. Il est normal de faire des erreurs, d'avoir des difficultés et de ne pas toujours répondre aux attentes des autres. Ce qui est le plus important, c'est que nous soyons authentiques, que nous restions fidèles à nous-mêmes et que nous suivions notre propre chemin du mieux que nous le pouvons.

À la fin de la journée, le jugement le plus important qui est porté sur nous n'est pas le jugement des autres, mais notre propre jugement sur nous-mêmes. Décidons donc de nous accepter et de nous aimer exactement tels que nous sommes. Décidons que nous sommes assez bons et que nous méritons d'être heureux et épanouis. Car c'est la vérité. Et cette vérité a le pouvoir de transformer notre vie.

L'actrice et activiste Viola Davis est un excellent exemple de dépassement de soi et d'apprentissage de l'amour et de l'acceptation de soi. Ayant grandi dans la pauvreté et ayant subi de nombreux revers au cours de sa carrière, Davis n'a jamais cessé de croire en elle et de suivre sa voie.

Davis a grandi à une époque et dans un environnement où les femmes noires étaient rarement représentées dans des rôles positifs ou puissants au cinéma et à la télévision. Elle voyait rarement quelqu'un qui lui ressemblait à l'écran. Malgré cela, elle rêvait de devenir actrice et s'est battue avec acharnement pour réaliser ses rêves.

Elle a toutefois essuyé de nombreux refus et revers. Elle a souvent été rejetée ou cantonnée à des rôles stéréotypés en raison de son apparence et de ses origines. Elle a souvent dû lutter contre le doute et l'insécurité. Mais plutôt que d'abandonner ou de se renier, elle a décidé de suivre sa propre voie et de rester fidèle à elle-même.

Davis parle ouvertement de la manière dont elle a appris à s'accepter et à s'aimer, malgré les messages négatifs qu'elle entendait souvent à son sujet. Elle a commencé à reconnaître son unicité et sa valeur et à se considérer comme suffisamment bonne, exactement comme elle est. Elle a décidé d'exprimer sa véritable voix et de raconter sa propre histoire plutôt que d'essayer de répondre aux attentes des autres.

Aujourd'hui, Viola Davis est l'une des actrices les plus renommées de sa génération. Elle a remporté plusieurs prix, dont l'Oscar, l'Emmy et le Tony, et est connue pour ses interprétations puissantes et percutantes. Elle est également un défenseur actif de la diversité et de l'inclusion dans l'industrie cinématographique et utilise sa plateforme pour attirer l'attention sur des questions sociales et politiques.
L'histoire de Davis est un exemple inspirant du pouvoir de l'amour et de l'acceptation de soi. Elle nous montre que nous sommes tous assez bons, exactement comme nous sommes, et que nous avons tous le droit et la capacité de suivre notre propre voie et de réaliser nos propres rêves.

CHAPITRE 3 : CONSTRUIRE L'AVENIR

Tu crées ta réalité

Nous sommes tous les architectes de notre propre réalité. Nos pensées, nos croyances et nos actions façonnent le monde dans lequel nous vivons. Chacun d'entre nous possède la capacité de créer sa propre vie et de changer les circonstances qui ne nous servent pas. Cela peut parfois être une pilule difficile à avaler, surtout lorsqu'on est confronté à des situations de défi. Mais c'est aussi incroyablement libérateur et fait de nous les véritables auteurs de notre propre script de vie.

Au fond, c'est un message d'autonomisation. C'est une invitation à prendre la responsabilité de nos expériences et à reconnaître notre pouvoir en tant que créateurs de notre réalité. Nous ne sommes pas de simples spectateurs passifs de notre vie. Au contraire, nous sommes des participants actifs et des créateurs.

Imaginez que vous êtes un peintre et que votre vie est votre toile. Chaque pensée que vous avez, chaque croyance à laquelle vous vous accrochez, chaque action que vous menez est un coup de pinceau sur cette toile. Avec le temps, ces coups de pinceau forment un tableau qui représente votre réalité. Si l'image que vous voyez ne vous plaît pas, vous avez toujours la possibilité d'ajouter de nouveaux coups de pinceau et de modifier l'image.
Bien entendu, cela ne signifie pas que nous pouvons tout contrôler

dans notre vie. Il y a certaines choses qui échappent à notre contrôle, comme le comportement d'autres personnes ou certains événements dans le monde. Mais il est en notre pouvoir de décider de la manière dont nous réagissons à ces choses et de l'importance que nous leur accordons.

Une étape importante sur ce chemin est de prendre conscience de la manière dont nos pensées et nos croyances façonnent notre réalité. Il se peut que nous transportions avec nous des croyances qui nous retiennent ou nous maintiennent dans des schémas négatifs. En identifiant ces croyances et en les remplaçant par de nouvelles qui nous soutiennent et nous renforcent, nous pouvons commencer à changer notre réalité. Par exemple, si vous pensez que vous n'êtes pas assez bon, vous allez probablement attirer des expériences qui confirment cette croyance. Mais si vous remplacez cette croyance par la nouvelle croyance que vous êtes précieux et capable, vous commencerez à attirer des expériences qui confirment cette nouvelle croyance. Le sujet important des croyances a déjà été abordé dans le premier chapitre de ce livre.

Il en va de même pour nos actions. Si nous choisissons des actions qui sont alignées sur nos valeurs et nos objectifs, nous créerons une réalité qui reflète ces valeurs et ces objectifs. Par exemple, si nous apprécions la valeur de la santé et que nous avons pour objectif d'être en forme et en bonne santé, nous pourrions choisir de faire du sport régulièrement, de manger des aliments sains et de dormir suffisamment. En agissant de la sorte, nous créerions une réalité qui serait saine et en forme.

À chaque seconde de notre vie, nous avons la possibilité de choisir des pensées, des croyances et des actions qui reflètent la réalité que nous souhaitons. Nous avons le pouvoir d'être les artistes de nos propres vies et de créer la réalité que nous voulons vivre. C'est un pouvoir incroyable, et il est entre les mains de chacun d'entre nous.

Le fait que nous soyons les créateurs de notre réalité ne devrait pas nous effrayer, mais nous inspirer et nous motiver. Elle nous donne la liberté de créer notre propre vie et d'influencer positivement le monde que nous voyons autour de nous. Elle nous rappelle que nous ne sommes pas victimes de nos circonstances, mais maîtres de notre destin. Et elle nous invite à être courageux et créatifs et à créer la vie que nous voulons vivre.

Soyez donc l'architecte de votre propre réalité. Reconnaissez votre pouvoir et utilisez-le avec sagesse. Créez la vie que vous voulez, avec des pensées, des croyances et des actions qui vous soutiennent et vous renforcent.

Chaque seconde est un nouveau départ

La vie est un processus continu de croissance et de changement. Chaque moment nous offre la possibilité de prendre un nouveau chemin, d'abandonner une vieille habitude ou d'apprendre une nouvelle compétence. Chaque seconde est un nouveau départ et le signe qu'il n'est jamais trop tard pour entreprendre des changements.

Dans notre société où tout va très vite, nous avons tendance à voir la vie en grands blocs - des années, des mois, des semaines. Mais en réalité, la vie est faite de minuscules moments, de secondes. Chacune de ces secondes nous offre une opportunité fraîche de changement et de transformation.

Il nous suffit d'arrêter d'attendre le moment parfait pour opérer un changement. Souvent, nous reportons des décisions ou des changements importants parce que nous pensons que ce n'est pas le bon moment. Nous attendons le lundi suivant, le premier jour du mois suivant ou la nouvelle année suivante pour commencer un régime, abandonner une mauvaise habitude ou en prendre une nouvelle. Mais la vérité, c'est

que le moment idéal, c'est maintenant. En ce moment même.
Il n'est jamais trop tard pour se fixer de nouveaux objectifs et apporter des changements. Que tu aies 20, 40, 60 ou 80 ans, tu as toujours le pouvoir et la capacité de changer ta vie pour le mieux. L'écrivain américain Mark Twain a dit un jour : «20 ans à partir de maintenant, tu seras plus déçu par les choses que tu n'as pas faites que par celles que tu as faites». Il est donc important de profiter de chaque seconde et de saisir l'opportunité de changer.

Un autre aspect important est la capacité à pratiquer le pardon et le lâcher-prise. Souvent, notre passé et nos erreurs nous empêchent d'aller de l'avant et d'apporter des changements. Nous nous accrochons à nos vieilles blessures, à nos déceptions et à nos peurs et les laissons définir notre avenir. Mais pour vraiment repartir à zéro, nous devons apprendre à nous pardonner et à lâcher prise, à nous-mêmes et aux autres.

Pour conclure, il est important de se rappeler que le changement et la croissance sont souvent synonymes d'inconfort et de défis. Il n'est pas toujours facile de renoncer à de vieilles habitudes, d'apprendre de nouvelles compétences ou de sortir de notre zone de confort. Mais avec le temps, ces défis se transforment en croissance, et l'inconfort devient une force.

Alors, où que tu sois dans ta vie, rappelle-toi que chaque seconde est un nouveau départ. Tu as le pouvoir et la capacité de changer ta vie et de réaliser tes rêves. Tout ce que tu as à faire, c'est de saisir le moment et de faire le premier pas. Il n'est jamais trop tard pour commencer.

Un exemple éminent de la puissance d'un nouveau départ est la vie de Robert Downey Jr, le célèbre acteur qui joue Iron Man dans la série Marvel Cinematic Universe.

Le début de la carrière de Robert Downey Jr. a été marqué par un grand succès, mais aussi par de sérieux défis personnels. Il a lutté pendant des années contre l'abus de drogues et d'alcool, ce qui l'a conduit à plusieurs arrestations et séjours en cure de désintoxication. Au plus profond de lui-même, il a passé près d'un an en prison, puis a été renvoyé de la populaire série télévisée «Ally McBeal» après avoir été arrêté pour possession de drogue.

Pour beaucoup, il semblait que la carrière de Downey Jr. était terminée. Mais plutôt que de laisser son échec le définir, il a décidé de prendre un nouveau départ. Il s'est sérieusement efforcé de se rétablir, avec le soutien de ses amis et de celle qui allait devenir sa femme, Susan.

Après quelques années de travail acharné et d'engagement, sa carrière a commencé à reprendre son envol. Sa percée a eu lieu en 2008, lorsqu'il a repris le rôle de Tony Stark, également connu sous le nom d'Iron Man, dans le film du même nom. Le film a été un énorme succès et a marqué le début de la série de films Marvel Cinematic Universe, qui est aujourd'hui l'une des plus réussies de l'histoire du cinéma.

L'histoire du retour de Downey Jr. est un exemple inspirant de la manière dont chaque moment peut être un nouveau départ. Malgré tous les revers et les défis, il a utilisé ses moments les plus difficiles comme tremplin pour la croissance et la transformation personnelles. Il nous enseigne qu'il n'est jamais trop tard pour faire des changements et que nous avons toujours la possibilité de changer notre vie pour le mieux.
Un autre exemple remarquable qui montre que chaque seconde peut être un nouveau départ est l'histoire de J.K. Rowling, l'auteur des livres Harry Potter.

Avant de percer en tant qu'écrivain, J.K. Rowling a traversé une période extrêmement difficile dans sa vie. Elle était une mère célibataire vivant de l'aide sociale et luttait contre une profonde dépression. Son premier mariage avait échoué et elle traversait une profonde crise personnelle. Elle a souvent dit qu'elle avait alors le sentiment d'avoir atteint «l'échec absolu».

Mais plutôt que de se laisser décourager par ses circonstances, Rowling a décidé de prendre un nouveau départ. Elle s'est concentrée sur l'écriture d'une histoire qu'elle avait en tête depuis longtemps - l'histoire d'un jeune sorcier nommé Harry Potter.

Après plusieurs refus d'éditeurs, son manuscrit a finalement été accepté par Bloomsbury Publishing. Le reste appartient, comme on dit, à l'histoire. Les livres Harry Potter sont devenus un phénomène mondial, se sont vendus à des millions d'exemplaires et ont été transformés en une série de films au succès énorme.

Rowling a transformé ses moments les plus difficiles en un nouveau départ et a créé quelque chose de merveilleux et d'influent. Son histoire nous montre qu'il n'est jamais trop tard pour rêver, espérer et changer. Elle nous apprend que peu importe à quel point nous tombons, nous avons toujours la possibilité de nous relever et de nous recréer.

Le pouvoir de la pensée

Le pouvoir de la pensée est un concept fascinant et incroyablement important. Il est à la base de nombreuses philosophies, pratiques spirituelles et théories psychologiques. L'idée que nos pensées ont la capacité de façonner et d'influencer notre réalité est à la fois inspirante et décourageante. Inspirante, parce qu'elle nous permet de jouer un rôle actif dans notre vie ; décourageante, parce qu'elle nous met face à l'énorme responsabilité que ce pouvoir implique.

La psychologie cognitive nous enseigne que notre cerveau est une unité incroyablement puissante, capable de façonner notre perception, notre comportement et, en fin de compte, notre vie entière. Chaque pensée que nous avons génère une réaction émotionnelle correspondante, qui influence ensuite notre comportement. Cela signifie que nos pensées, qu'elles soient conscientes ou inconscientes, ont un impact direct sur notre vie quotidienne.

L'une des théories les plus connues traitant du pouvoir de la pensée est le concept de «loi d'attraction». Cette théorie affirme en substance que nos pensées, qu'elles soient positives ou négatives, ont pour effet de nous attirer des expériences similaires. Ainsi, si nous pensons constamment à des choses négatives, nous attirons des expériences négatives. En revanche, si nous nous concentrons sur des pensées positives, nous attirons des expériences positives.

Bien que cette théorie soit, aux yeux de certains critiques, une simplification de la réalité, il est indéniable que nos pensées ont une forte influence sur notre vie. En apprenant à contrôler nos pensées et à les orienter vers des voies positives et productives, nous pouvons influencer notre réalité de manière profonde.
Un exemple du pouvoir de la pensée peut être trouvé dans le domaine

du sport. Les sportifs utilisent souvent des techniques de visualisation pour améliorer leurs performances. Ils s'imaginent en train de jouer un match parfait ou de gagner une course. Cet exercice mental les aide à gagner en confiance et à atteindre le résultat souhaité. C'est une démonstration directe du pouvoir de nos pensées à façonner notre réalité.

Un autre domaine dans lequel le pouvoir de la pensée est évident est celui de la santé. La psychoneuroimmunologie est un domaine de recherche scientifique qui étudie les liens entre notre esprit et notre corps. Il a montré que nos pensées et nos émotions ont effectivement le potentiel d'influencer notre santé physique. Les pensées négatives et le stress peuvent par exemple entraîner une multitude de problèmes de santé, tandis que les pensées positives et la relaxation peuvent contribuer à la guérison et au rétablissement.

Il est important de souligner que le pouvoir de la pensée n'est pas une panacée magique. Cela ne signifie pas que nous pouvons simplement penser positivement et faire disparaître tous nos problèmes. Cela signifie toutefois que nos pensées ont un impact significatif sur notre vie et qu'en apprenant à les utiliser efficacement, nous pouvons améliorer notre bien-être et notre réussite.

Il existe de nombreuses techniques qui peuvent nous aider à utiliser nos pensées plus efficacement. Elles vont de la thérapie cognitivo-comportementale, qui nous aide à identifier et à modifier les schémas de pensée nuisibles, à la pratique de la pleine conscience, qui nous apprend à être présents dans le moment présent et à ne pas nous laisser submerger par nos pensées, en passant par l'affirmation positive, qui nous aide à nous concentrer sur des pensées et des objectifs positifs.

En résumé, le pouvoir de la pensée est une force incroyable qui représente à la fois un défi et une opportunité. C'est à nous d'utiliser ce pouvoir avec sagesse et de façonner notre vie de manière positive et productive.

Tous les stress ne se valent pas

Le stress est un état que nous connaissons tous et qui est une partie inévitable de la vie. Le stress peut être provoqué par une multitude de situations, des défis quotidiens de la vie aux changements ou événements majeurs. Cependant, tout stress n'est pas identique ; en réalité, il existe deux principales catégories de stress, désignées comme «bon» et «mauvais» stress, également connus sous le nom d'Eustress et Distress.

Eustress

L'Eustress, souvent qualifié de bon ou sain stress, est une forme positive de stress qui survient lorsque vous vous sentez défié, motivé ou enthousiasmé. Ce type de stress se produit, par exemple, lorsque vous démarrez un nouveau projet, lorsque vous attendez avec impatience un événement à venir comme un mariage ou une fête d'anniversaire, ou lorsque vous participez à une compétition sportive palpitante.

L'Eustress peut vous aider à vous préparer à des situations difficiles en augmentant vos niveaux d'énergie et d'attention. Il peut également conduire à la croissance personnelle et à la performance, en vous incitant à sortir de votre zone de confort et à acquérir de nouvelles compétences ou compétences.

Un bon exemple d'Eustress est la préparation pour un marathon. Bien que l'entraînement puisse être exigeant et parfois accablant, il génère également un sentiment d'excitation et d'anticipation. Le stress généré par l'entraînement vous aide à vous préparer pour la course, vous faisant vous sentir énergique, concentré et prêt pour le défi.

Distress

Le Distress, souvent qualifié de mauvais ou négatif stress, se produit lorsque vous vous sentez submergé, anxieux ou hors de contrôle. Ce type de stress est particulièrement causé par des difficultés persistantes, un traumatisme, une perte ou des relations conflictuelles.

Le Distress peut avoir de nombreux effets négatifs sur votre santé physique et mentale, y compris des maux de tête, des troubles gastriques, des problèmes de sommeil, la dépression et l'anxiété. Le Distress à long terme peut également augmenter le risque de divers problèmes de santé chroniques, tels que les maladies cardiaques, l'hypertension et le diabète.

Un exemple de Distress est la perte d'un être cher. C'est une expérience traumatisante qui provoque souvent des sentiments intenses de tristesse, d'anxiété et d'impuissance. Le stress causé par cette perte est accablant et vous amène généralement à vous sentir épuisé, triste et incapable de faire face aux exigences de la vie quotidienne.

Bien que l'Eustress et le Distress puissent avoir des effets très différents, il est important de souligner que le stress en lui-même n'est pas nécessairement bon ou mauvais. Le stress est une réaction naturelle du corps aux défis et aux changements, et jusqu'à un certain point, il est nécessaire et même sain. Le problème survient lorsque le stress devient chronique et nuit à votre capacité à fonctionner efficacement et à mener une vie heureuse et saine.

Si vous constatez que vous souffrez de Distress chronique, il est essentiel de chercher du soutien. Cela peut signifier rechercher de l'aide professionnelle d'un thérapeute ou d'un psychiatre, mais cela peut aussi signifier chercher le soutien d'amis et de famille, prendre du temps pour la relaxation et l'auto-soin, ou utiliser des mécanismes d'adaptation sains tels que l'exercice ou la méditation.

En somme, il est crucial de comprendre les différents types de stress et comment ils peuvent affecter votre vie. En apprenant à distinguer entre l'Eustress et le Distress et en développant des stratégies pour gérer le stress, vous pouvez trouver un équilibre sain dans votre vie et relever efficacement les défis que la vie vous présente.

Exercices de gestion du stress

Heureusement, il existe une multitude de techniques qui peuvent aider à réduire le stress et à améliorer la qualité de vie. Voici cinq exercices et expériences de pensée de ce type :

1. Respiration profonde

De simples exercices de respiration peuvent faire baisser le niveau de stress en stimulant le système nerveux parasympathique, qui amène le corps au calme et à la détente. Un exercice simple est la technique 4-7-8. Inspirez par le nez pendant quatre secondes, puis retenez votre respiration pendant sept secondes et expirez par la bouche pendant huit secondes. Répétez ce cycle plusieurs fois.

2. Relaxation musculaire progressive

Cette technique nécessite que vous vous concentriez sur différents groupes de muscles, que vous les contractiez et les relâchiez. Commencez par vos pieds et remontez jusqu'à votre tête. Pendant que vous faites cela, concentrez-vous sur le relâchement de la tension et la diminution de votre stress.

3. Imagination visuelle

Fermez les yeux et imaginez un endroit qui vous apaise et vous détend. Il pourrait s'agir d'une plage, d'une forêt, d'une pièce calme de votre maison ou de toute autre chose qui vous procure un sentiment de tranquillité. Essayez de rendre cette image aussi détaillée que possible, y compris les bruits, les odeurs et les sentiments associés à ce lieu.

4. Exercice de pleine conscience

La pleine conscience implique de se concentrer sur le moment présent et de l'accepter sans jugement. Vous pourriez vous concentrer sur votre respiration, sur les bruits qui vous entourent ou sur la sensation de vos pieds sur le sol. Si votre esprit s'égare, ramenez-le doucement et sans autocritique au moment présent. (pour en savoir plus sur la pleine conscience, consultez le chapitre 2 de ce livre)

5. L'expérience de pensée de l'analyse du pire et du meilleur cas et du cas réel

Si vous vous sentez stressé, prenez un moment pour analyser le pire des scénarios, le meilleur des scénarios et le scénario le plus probable. Cela vous aidera à faire le tri dans vos pensées, vous apportera de la perspective et vous aidera à établir un plan d'action clair.

Tous ces exercices et expériences de pensée contribuent à réduire le stress et vous donnent un plus grand sentiment de contrôle sur vos émotions et vos réactions. Ils ne nécessitent pas d'équipement spécial ou d'environnement particulier, de sorte qu'ils peuvent être réalisés à tout moment et en tout lieu lorsque vous vous sentez stressé ou submergé.

Tu es la somme de tes habitudes

Notre vie quotidienne est composée d'une part étonnamment importante d'habitudes. On estime que les habitudes représentent environ 40 à 45 % de notre comportement. Ces schémas automatisés de pensée, de sentiment et d'action soulagent notre cerveau et nous permettent d'économiser de l'énergie et de fonctionner efficacement. Il est important de souligner que les habitudes ne sont pas bonnes ou mauvaises en soi. Ce sont des outils que notre cerveau utilise pour gérer la complexité de la vie. Cependant, la qualité de notre vie dépend en grande partie de la qualité de nos habitudes.

Les bonnes habitudes sont comme des serviteurs fidèles qui nous aident à atteindre nos objectifs et nos désirs, à rester en bonne santé, à être productifs et à mener une vie épanouie et heureuse. Elles vont de simples routines quotidiennes, comme se brosser les dents et faire de l'exercice régulièrement, à des habitudes de pensée et de sentiment, comme pratiquer la gratitude ou avoir un dialogue intérieur positif.

D'un autre côté, les mauvaises habitudes peuvent être comme un serviteur paresseux qui nous empêche de réaliser notre plein potentiel et de mener le genre de vie que nous voulons mener. Elles peuvent nuire à notre santé, à notre productivité, à nos relations et à notre bien-être général.

L'un des plus grands défis de la vie est de savoir comment se débarrasser des mauvaises habitudes. Le processus est rarement simple et demande souvent de la persévérance et de la patience. Voici quelques stratégies qui peuvent vous aider à vous débarrasser de vos mauvaises habitudes :

Prise de conscience : La première étape pour changer une mauvaise habitude est la prise de conscience. Vous devez reconnaître que vous avez une mauvaise habitude et avoir le désir de la changer. Une approche utile pourrait être de tenir un journal des habitudes dans lequel vous noteriez quand et pourquoi vous pratiquez cette habitude.

Trouvez votre «pourquoi» : Pour changer une habitude profondément ancrée, vous avez besoin d'une forte motivation. Trouvez pourquoi vous voulez changer cette habitude. En quoi cela affecte-t-il votre vie ? En quoi votre vie s'améliorerait-elle si vous pouviez changer cette habitude ?

Remplacez l'habitude : Il est souvent plus facile de remplacer une mauvaise habitude par une bonne que de s'en débarrasser simplement. Par exemple, si vous avez envie d'arrêter de fumer, vous pourriez faire une petite marche ou boire un verre d'eau chaque fois que vous avez envie d'une cigarette.

Utilisez le pouvoir des petits pas : Au lieu d'essayer de faire un grand changement d'un coup, commencez par de petites étapes réalisables. Par exemple, si vous souhaitez faire plus de sport, vous pourriez commencer par faire 5 minutes d'exercice chaque jour, puis augmenter progressivement la durée.

Obtenez du soutien : Il est très utile d'avoir quelqu'un qui vous soutient dans votre démarche de changement. Il pourrait s'agir d'un ami, d'un membre de la famille, d'un coach ou d'un thérapeute.

Par exemple, quelqu'un qui a le désir de manger plus sainement pourrait commencer par tenir un journal alimentaire et prendre conscience quand et pourquoi il a recours à des aliments malsains (prise de conscience). Peut-être découvrirait-il alors qu'il se tourne vers la restauration rapide surtout lorsqu'il est stressé. Il devrait ensuite imaginer comment sa vie s'améliorerait s'il mangeait des aliments plus sains

(Trouvez votre «pourquoi»). Ensuite, il pourrait commencer à remplacer ses en-cas malsains par des alternatives saines (Remplacer l'habitude). Il devrait commencer par de petits pas, en prenant un en-cas sain une fois par semaine, puis en augmentant progressivement la fréquence (Utilisez la force des petits pas). Enfin, il serait certainement bon qu'il demande à un ami ou à un membre de sa famille de le soutenir dans sa démarche de changement (Obtenez du soutien).

Les habitudes façonnent notre vie de manière profonde et souvent inaperçue. En cultivant consciemment les bonnes habitudes et en changeant les mauvaises, nous améliorons la qualité de notre vie et créons les bases d'un bonheur et d'un succès accrus.

Même les schémas de pensée négatifs peuvent se transformer en habitudes. Notre cerveau est un organe incroyablement adaptable qui crée constamment de nouvelles connexions et de nouveaux chemins. Lorsque nous nous adonnons régulièrement à des pensées négatives, nous renforçons ces connexions et ces chemins, un peu comme l'entraînement physique, où la pratique répétée renforce les muscles. Ce processus, connu sous le nom de plasticité neuronale, peut conduire à ce que les schémas de pensée négatifs deviennent une habitude.

Tout comme d'autres mauvaises habitudes, les schémas de pensée négatifs peuvent être modifiés par la pratique et la persévérance. Une première étape pourrait consister à prêter attention à ses propres pensées et à reconnaître quand elles deviennent négatives. Une méthode éprouvée pour cela est de tenir un journal de pensées dans lequel on note les pensées que l'on a au cours de la journée.

Dès que l'on se rend compte que l'on est plongé dans un flux de pensées négatives, il faut essayer activement de changer cette pensée. On peut par exemple se demander : «Cette pensée est-elle vraiment vraie ?» ou «Cette pensée m'aide-t-elle à atteindre mes objectifs ?» De telles questions peuvent contribuer à changer de perspective et à obtenir une image plus équilibrée et plus réaliste de la situation.

Utiliser les connaissances de la psychologie positive

La psychologie positive est une branche relativement récente de la psychologie qui se concentre sur l'étude du fonctionnement humain positif et sur la recherche d'une vie épanouie, pleine de sens et satisfaisante. Au lieu de se concentrer principalement sur les troubles mentaux et leur traitement, comme c'est le cas dans la psychologie traditionnelle, la psychologie positive met l'accent sur ce qu'il y a de positif dans l'expérience humaine - les émotions comme le bonheur et l'amour, les qualités comme la résilience et l'optimisme, et les aspects institutionnels comme les environnements familiaux et professionnels positifs.

La psychologie positive, introduite à la fin des années 1990 par Martin Seligman et d'autres psychologues, considère l'individu non pas comme une victime passive de ses circonstances, mais comme un créateur actif de son propre bonheur de vivre. En ce sens, la psychologie positive souligne l'importance de la responsabilité personnelle et de l'efficacité personnelle.

Le postulat de base de la psychologie positive est que les êtres humains ont un besoin naturel de croissance et de réalisation de soi. Ils s'efforcent de développer leur potentiel, de construire des relations significatives et d'apporter une contribution à la société. Ces aspects positifs de l'expérience humaine sont tout aussi réels et importants que les aspects négatifs, et ils méritent d'être étudiés et encouragés de manière aussi approfondie dans la recherche et la pratique psychologiques.
La psychologie positive a plusieurs domaines de recherche, notamment l'étude des émotions positives et la manière dont elles influencent notre santé physique et notre bien-être, l'étude des forces de caractère et des vertus qui contribuent à une vie épanouie, et l'étude des institutions positives qui favorisent le bien-être individuel et collectif.

L'une des principales conclusions de la psychologie positive est que la recherche du bonheur et de la satisfaction n'est pas seulement une question de réduction de la souffrance et de l'insatisfaction, mais aussi de promotion active d'expériences et de qualités positives. Ainsi, la recherche a montré que les personnes qui expriment régulièrement leur gratitude, visualisent un avenir positif ou restent attentivement dans le moment présent ont tendance à être plus heureuses et satisfaites.

La psychologie positive offre une multitude d'interventions et d'exercices qui peuvent aider les gens à améliorer leur bien-être. Il s'agit notamment d'exercices de pleine conscience, d'exercices visant à renforcer la résilience, de techniques visant à promouvoir l'optimisme et la gratitude, et de méthodes visant à développer les forces de caractère et les vertus.

En résumé, la psychologie positive offre une perspective optimiste et constructive rafraîchissante sur l'expérience humaine. Elle met l'accent sur la capacité de l'être humain à créer son propre bonheur et propose des outils et des stratégies pratiques pour atteindre cet objectif. Elle nous rappelle que la vie ne consiste pas seulement à éviter la souffrance, mais aussi à cultiver la joie, à trouver un sens et à réaliser nos meilleurs potentiels.

La psychologie positive propose de nombreuses stratégies et techniques utiles qui peuvent aider à accroître le bien-être, à améliorer la qualité de vie et à maximiser le potentiel de réalisation de soi. Voici quelques façons d'appliquer les connaissances de la psychologie positive dans votre vie quotidienne :

Cultivez le positif : Au lieu de vous concentrer uniquement sur le négatif et sur la résolution des problèmes, concentrez-vous également sur le positif dans votre vie. Cela implique de se concentrer consciemment sur des expériences et des émotions positives, de pratiquer la gratitude et de poursuivre des activités utiles et épanouissantes. (Vous trouverez un traitement détaillé des thèmes de la pleine conscience et de la gratitude au chapitre 2)

Renforcez vos points forts : La psychologie positive souligne l'importance d'identifier et d'utiliser nos forces et nos talents individuels. Réfléchissez à ce que vous faites particulièrement bien et à ce que vous aimez faire, et cherchez des moyens d'utiliser ces points forts dans votre vie quotidienne et professionnelle.

Cultivez des relations positives : De bonnes relations avec d'autres personnes sont l'une des principales sources de bonheur et de satisfaction. Essayez d'investir du temps et de l'énergie dans vos relations, que ce soit par des activités communes, en exprimant votre appréciation ou en offrant votre soutien et votre aide.

Fixez-vous des objectifs positifs : Les objectifs donnent une direction et un sens à notre vie et sont une source importante de motivation et d'efficacité personnelle. Fixez-vous des objectifs qui correspondent à vos valeurs et à vos points forts et engagez-vous à y travailler.

Cultivez un état d'esprit optimiste : L'optimisme est une autre composante clé du bien-être. Vous pouvez encourager l'optimisme en apprenant à considérer les défis comme temporaires et surmontables et en cultivant des attentes positives pour l'avenir.

L'application de la psychologie positive demande de la pratique et de la patience, mais les récompenses peuvent être considérables, allant d'une plus grande satisfaction dans la vie et d'une meilleure santé mentale à un meilleur bien-être physique et à des performances accrues.

Varier les plaisirs et essayer de nouvelles choses

L'humanité n'a cessé d'évoluer et de se transformer au cours de l'histoire, ce qui a conduit à bon nombre des progrès et des réalisations dont nous bénéficions aujourd'hui. Notre capacité à essayer de nouvelles choses, à prendre des risques et à nous adapter à des circonstances changeantes est une partie essentielle de ce qui nous définit. Au niveau individuel, le changement est également essentiel pour notre bien-être et notre satisfaction. Dans cet article, je vais expliquer pourquoi il est si important de varier les plaisirs et d'essayer de nouvelles choses.

La variété nous permet de garder l'esprit vif. Si nous faisons toujours la même chose, notre esprit peut tomber dans une routine qui, en fin de compte, nous rend mentalement paresseux et moins créatifs. En revanche, lorsque nous essayons de nouvelles choses et que nous nous aventurons hors de notre zone de confort, nous sommes encouragés à acquérir de nouvelles compétences, à penser de manière créative et à résoudre des problèmes de manière nouvelle et innovante. Cela peut non seulement nous aider dans notre vie personnelle, mais aussi améliorer nos compétences et nos perspectives professionnelles.

La variété apporte également un plus grand degré de satisfaction. Les gens aspirent souvent à la stabilité et à la sécurité dans leur vie, mais trop de routine nous amène généralement à nous sentir ennuyés et insatisfaits. Lorsque nous essayons de nouvelles choses, nous nous donnons la possibilité de découvrir de nouvelles passions et de nouveaux intérêts qui peuvent enrichir notre vie et nous donner un plus haut niveau d'accomplissement.

De plus, essayer de nouvelles choses favorise notre capacité à faire face au changement et à l'incertitude. La vie est pleine d'événements et de changements imprévisibles, et le manque de capacité à y faire face peut être source de stress et d'anxiété. Toutefois, en essayant régulièrement de nouvelles choses et en nous adaptant à de nouvelles situations, nous renforçons notre résistance et notre capacité à faire face à l'incertitude.

Essayer de nouvelles choses n'est pas toujours facile. Il faut du courage pour s'aventurer hors de sa zone de confort et affronter l'inconnu. Il est toutefois important de se rappeler que l'échec fait partie du processus. Chaque échec est une occasion d'apprendre et une étape sur la voie de l'amélioration et de la croissance.

Qu'il s'agisse d'apprendre une nouvelle compétence, d'essayer un nouveau hobby, de voyager et de découvrir de nouvelles cultures ou d'explorer une nouvelle opportunité de carrière, essayer de nouvelles choses comporte de nombreux avantages. Cela peut enrichir notre vie, renforcer notre confiance en nous, améliorer notre agilité mentale et, en fin de compte, faire de nous des personnes plus heureuses et plus satisfaites. Alors, pourquoi ne pas commencer dès aujourd'hui à essayer quelque chose de nouveau ? Vous ne savez jamais quelles possibilités et expériences étonnantes peuvent vous attendre.

Pourquoi le perfectionnisme est nuisible

Personne n'est parfait. Nous avons tous des défauts et des imperfections. C'est tout à fait normal et c'est ce qui nous rend uniques et merveilleux. Seul un zéro n'a pas de coins et de bords. N'aie pas peur de ne pas être parfait et de montrer tes faiblesses, et bannis le perfectionnisme de ta vie. Le perfectionnisme, une aspiration à des performances sans faille et à des normes excessives, peut apparaître à première vue comme une qualité louable. Mais malgré sa façade de moteur de l'excellence, le perfectionnisme comporte de sérieux dangers pour le bien-être psychologique et la productivité à long terme.

Le perfectionnisme est souvent associé à une forte pression de performance et à une intense estime de soi. Il se manifeste par une auto-évaluation constante, la comparaison avec les autres et la peur de l'erreur et de la critique. Bien qu'il puisse être tentant de considérer le perfectionnisme comme une saine ambition ou une amélioration constructive de soi, ce trait de caractère est en réalité une lame à double tranchant qui comporte à la fois des avantages et des inconvénients.

L'un des principaux dangers du perfectionnisme est qu'il nuit potentiellement à la santé mentale. De nombreuses études ont montré que le perfectionnisme est associé à une prévalence accrue de troubles psychologiques tels que la dépression, l'anxiété et les troubles alimentaires. Les perfectionnistes se mettent une pression énorme pour atteindre des objectifs irréalistes. S'ils n'atteignent pas ces objectifs - ce qui est souvent le cas, car les objectifs sont excessivement élevés - ils peuvent se sentir en échec et tomber dans l'autocritique et le doute. Cela peut conduire à un sentiment de désespoir et à des symptômes dépressifs.

Un autre inconvénient du perfectionnisme est son impact sur la productivité. On pourrait penser que les perfectionnistes sont plus productifs que les autres en raison de leur fort engagement et de leurs normes élevées. Mais en réalité, le perfectionnisme peut souvent conduire à la procrastination. Par peur de se tromper ou d'être critiqués, les perfectionnistes peuvent hésiter à commencer ou à terminer une tâche, de peur que le résultat ne corresponde pas à leurs normes élevées. Ils passent un temps excessif sur des détails qui ont peu d'impact sur la qualité du produit final. Il en résulte souvent qu'ils sont moins productifs et qu'ils réalisent moins de choses que ce qu'ils pourraient faire.

En outre, il arrive souvent que le perfectionnisme pèse sur les relations. Les perfectionnistes ont tendance à imposer leurs normes irréalistes aux autres, ce qui peut entraîner des conflits et de l'insatisfaction dans les relations personnelles et professionnelles. Ils peuvent également s'isoler ou éviter les situations sociales par crainte de ne pas paraître parfaits ou de commettre une erreur.

Un exemple des effets néfastes du perfectionnisme se trouve dans l'histoire d'Enzo, un ingénieur logiciel très doué. Enzo était un perfectionniste passionné et s'imposait des normes élevées. Il était souvent le dernier à quitter le bureau et passait de nombreuses heures à perfectionner son travail. Mais au fil du temps, son perfectionnisme l'a conduit à l'épuisement professionnel. Il est devenu de plus en plus malheureux et stressé, car il ne parvenait jamais à répondre à ses attentes élevées. Finalement, son perfectionnisme a affecté sa santé, ses relations et ses performances au travail.

Surmonter le perfectionnisme pathologique nécessite une réflexion sur soi et un effort conscient pour promouvoir des attitudes plus saines. Il est important d'apprendre à reconnaître et à reconsidérer les normes irréalistes et à réduire la peur de l'erreur et de la critique. Nous devrions nous efforcer de dissocier notre estime de soi de nos performances et de placer le plaisir d'apprendre et de grandir au-dessus de la nécessité de la perfection. Nous devrions également apprendre à faire preuve de compassion pour nous-mêmes lorsque nous faisons des erreurs ou que nous échouons, et nous rappeler que les erreurs et les échecs sont une partie naturelle et nécessaire de la vie.

Globalement, le perfectionnisme comporte de sérieux risques. Bien qu'il puisse présenter des avantages dans certains contextes, il est important que nous soyons conscients des dommages potentiels et que nous développions des stratégies pour les atténuer. Une saine recherche de l'excellence est louable, mais un perfectionnisme malsain peut entraîner des problèmes de santé mentale, une diminution du bien-être et une baisse de la productivité. En fin de compte, l'objectif ne devrait pas être la perfection, mais la croissance personnelle, la satisfaction et le bonheur de vivre. Personne n'est parfait. Et c'est très bien ainsi.

L'importance des limites

Poser des limites et dire «non» sont deux compétences fondamentales qui contribuent à une vie saine et épanouissante. Ces compétences sont essentielles pour préserver notre santé mentale tout en renforçant nos relations personnelles et professionnelles.

Les frontières sont les espaces mentaux, émotionnels et physiques entre nous et les autres. Elles définissent qui nous sommes, ce que nous tolérons et ce que nous attendons des autres. Elles nous donnent une identité et nous aident à nous sentir en sécurité et à être respectés.

Sans limites claires, les gens peuvent facilement abuser de notre temps, de notre énergie et de nos ressources. Ils peuvent nous manipuler, nous harceler ou nous pousser dans des situations où nous nous sentons mal à l'aise. D'un autre côté, les limites améliorent également nos relations en fixant des attentes claires et en évitant les conflits.

Les limites peuvent s'appliquer à différents aspects de notre vie, comme notre temps, nos tâches, nos relations, nos pensées et nos sentiments, notre corps et nos espaces personnels. Elles peuvent être petites ou grandes, allant de la décision de répondre à un appel téléphonique pendant le dîner à la décision de mettre fin à une relation toxique.

L'art de dire non

Dire «non» est étroitement lié à la définition de limites et tout aussi important. C'est la capacité d'exprimer un refus et de rejeter les demandes ou les situations qui nous pèsent, nous dépassent ou dans lesquelles nous ne voulons pas être impliqués.

Souvent, les gens ont peur de dire «non» parce qu'ils craignent de décevoir les autres, d'être rejetés ou de créer des conflits. Mais la vérité est que nous ne pouvons ou ne devons pas toujours accepter toutes les demandes. Il est important de reconnaître que notre temps, notre énergie et nos ressources sont limités et que nous avons le droit de les utiliser comme nous l'entendons.

Le mot «non» nous aide à nous protéger du stress et de l'épuisement professionnel, à renforcer notre estime de soi et à prendre davantage le contrôle de notre vie. Il nous encourage à nous concentrer sur ce qui est vraiment important pour nous, plutôt que de répondre constamment aux besoins et aux attentes des autres.

Comment poser des limites et dire non

Dire «non» demande de la pratique et du courage. Cela exige que nous connaissions et respections nos besoins et nos valeurs, que nous communiquions de manière claire et déterminée et que nous maintenions nos décisions, même si elles rencontrent de la résistance.

Une technique qui peut aider à cela est la technique du «Broken Record». Cette technique consiste à répéter sans cesse notre déclaration ou notre refus, sans avoir à nous justifier ou à nous expliquer. Par exemple, nous pourrions dire : «Je comprends que tu aies besoin de mon aide, mais je n'ai pas le temps en ce moment».

Une autre technique est le «non en sandwich». Avec cette technique, nous emballons notre refus entre deux déclarations positives ou deux compliments. Par exemple, nous pourrions dire : «J'apprécie vraiment que tu aies pensé à moi. Malheureusement, je ne peux pas assumer cette tâche pour le moment. Je suis sûr que tu trouveras quelqu'un qui sera en mesure de le faire».

En résumé, poser des limites et dire «non» sont des compétences fondamentales pour notre bien-être et notre développement personnel.

Un «non» clair nous permet de renforcer notre confiance en nous, d'améliorer nos relations et de mener une vie plus équilibrée et plus épanouie.

Exemple - Manon

Prenons l'exemple de Manon, une femme d'affaires prospère mais surmenée et mère de trois enfants. Manon a toujours ressenti le besoin d'être là pour tout le monde - pour ses employés, pour ses enfants, pour son mari, pour ses parents et même pour ses voisins et amis. Elle avait peur de décevoir quelqu'un ou de se montrer égoïste si elle disait «non». C'est pourquoi elle se retrouvait souvent dans des situations où elle se sentait dépassée et épuisée.

Un jour, après une semaine particulièrement stressante au travail et à la maison, Manon a craqué. Elle a compris qu'elle ne pouvait pas continuer ainsi et a cherché de l'aide auprès d'un thérapeute. Le thérapeute a aidé Manon à prendre conscience de son besoin d'être constamment présente pour les autres et à surmonter sa peur du rejet.

Au début, Manon a eu du mal à fixer ses propres limites et à dire «non». Elle se sentait coupable et égoïste. Mais avec le temps et le soutien de son thérapeute, Manon a commencé à réaliser qu'il était important de prendre soin de sa propre santé et de son propre bonheur.

Elle a commencé à fixer de petites limites, comme ne plus travailler après 20 heures ou ne plus sacrifier ses activités de loisirs au profit des besoins des autres. Elle a compris qu'il était normal d'avoir ses propres besoins et de les respecter.

Au fil du temps, Manon a trouvé un nouvel équilibre dans sa vie. Elle avait plus de temps pour elle, pour ses hobbies et pour les choses qu'elle aimait vraiment. Elle s'est sentie moins stressée et moins débordée et a recommencé à apprécier son travail et sa vie de famille.

Manon est également devenue plus heureuse dans ses relations. Elle a constaté que les gens autour d'elle respectaient ses limites et l'appréciaient même davantage parce qu'elle était ouverte et honnête avec eux. Elle a découvert qu'en fixant des limites et en disant «non», elle ne recevait pas moins, mais plus d'amour et de respect.

Aujourd'hui, Manon est un modèle pour de nombreuses autres femmes dans sa situation. Elle a appris qu'il n'est pas égoïste de prendre soin de soi et qu'il est possible d'être là pour les autres sans s'oublier soi-même. Elle a appris que poser des limites et dire «non» n'est pas un signe de faiblesse, mais de force et d'amour de soi.

Mettre fin aux relations toxiques

Les relations toxiques sont des relations qui se caractérisent généralement par un modèle de comportement nuisible et douloureux émanant principalement d'une partie et qui affecte ou blesse l'autre partie d'un point de vue émotionnel, psychologique ou physique. Ce type de relation peut se produire entre partenaires, amis, membres de la famille ou collègues et se caractérise souvent par des abus, des manipulations, des jeux de pouvoir et un manque de respect et d'estime.

Dans les relations toxiques, il y a souvent des signes de maltraitance émotionnelle ou physique. Il peut s'agir de manipulation émotionnelle, de critiques répétées, de contrôle permanent, de jalousie, d'isolement, de rupture de confiance ou même de violence physique. Il est important de souligner qu'aucun de ces comportements n'est normal ou acceptable dans une relation saine.

Une autre caractéristique des relations toxiques est le manque d'équilibre ou d'égalité. Dans ces relations, une personne exerce souvent plus de pouvoir ou de contrôle, et il y a peu ou pas de place pour le compromis, la reconnaissance mutuelle ou le soutien mutuel. Au lieu de cela, il peut y avoir une dynamique de domination et de soumission, de blâme et d'évitement des responsabilités.

Les relations toxiques peuvent être difficiles à identifier, surtout si l'on est en plein dedans. Souvent, les schémas et les dynamiques sont si subtils ou si profondément enracinés qu'ils peuvent sembler normaux ou inévitables. Il existe pourtant quelques signes auxquels on peut être attentif. Par exemple, les personnes engagées dans des relations toxiques se sentent souvent constamment épuisées ou stressées, ont une faible estime d'elles-mêmes, se sentent constamment coupables ou inquiètes, ou ont l'impression de marcher constamment sur des coquilles d'œuf.

Pourquoi mettre fin à des relations toxiques ? La réponse est simple : parce qu'on mérite d'être respecté, aimé et apprécié, et parce que les relations toxiques peuvent avoir de graves conséquences sur la santé mentale, émotionnelle et physique. Les personnes piégées dans des relations toxiques souffrent souvent d'anxiété, de dépression, de doute de soi, de troubles du sommeil, de problèmes de santé et d'autres effets négatifs. En outre, les relations toxiques peuvent saper l'estime de soi et la confiance en soi et ébranler la croyance en la capacité d'avoir des relations saines et épanouissantes.

Mettre fin à une relation toxique est généralement une décision difficile et douloureuse, surtout si l'on est profondément impliqué ou s'il s'agit d'une relation à long terme ou importante. La peur, la culpabilité, la tristesse, la confusion et d'autres émotions difficiles sont provoquées. Mais il est important de reconnaître que mettre fin à une relation toxique est un acte d'amour et d'estime de soi et le premier pas vers la guérison et la construction de relations plus saines et plus épanouissantes.

Enfin, il est important de souligner que reconnaître et mettre fin à une relation toxique peut souvent nécessiter l'aide de professionnels, surtout s'il s'agit d'une relation marquée par l'abus ou la violence. Les thérapeutes, les conseillers, les groupes de soutien et autres ressources peuvent apporter un soutien et une orientation précieux et peuvent aider à identifier les schémas et les dynamiques qui conduisent à une relation toxique et à développer des stratégies et des outils pour les surmonter.

Un exemple connu est celui de l'icône pop Rihanna. En 2009, son petit ami de l'époque, le chanteur Chris Brown, a été accusé de violences physiques à son encontre. L'histoire a fait grand bruit et a déclenché des discussions sur la violence domestique dans le monde entier.

Après l'incident, on a souvent demandé publiquement à Rihanna pourquoi elle était retournée avec Brown, puisqu'elle s'était réconciliée avec lui quelque temps après l'incident. Elle a répondu qu'il était très difficile pour elle de se détacher de quelqu'un qu'elle aimait, même s'il lui faisait du mal. C'est un exemple qui montre à quel point il peut être difficile et complexe de mettre fin à une relation toxique, même si une violence extérieure est impliquée.

Des années plus tard, après avoir définitivement mis fin à sa relation avec Brown, Rihanna a parlé ouvertement des difficultés qu'elle avait traversées. Elle a souligné qu'elle avait appris de cette expérience et qu'elle souhaitait désormais être un modèle pour d'autres femmes qui traversent des situations similaires. Elle a exprimé le souhait d'encourager d'autres femmes à se libérer de relations toxiques.

L'histoire de Rihanna est un exemple puissant de la façon dont on peut mettre fin à une relation toxique, même dans une situation publique et complexe. Elle montre qu'il est possible d'apprendre d'expériences douloureuses, de se reconstruire et ensuite d'utiliser son expérience pour aider les autres. Malgré toutes les difficultés qu'elle a traversées, Rihanna a représenté une femme forte et indépendante, qui n'est pas prête à accepter moins que ce qu'elle mérite.

Un corps sain, un esprit sain

Le lien entre le corps et l'esprit est une facette fondamentale et pourtant souvent négligée de notre bien-être. L'importance que nous accordons au corps par rapport à l'esprit est souvent déséquilibrée. Beaucoup d'entre nous se concentrent fortement sur l'esprit et oublient que le corps est un élément essentiel de qui nous sommes et qu'il a une forte influence sur notre bien-être mental. L'expression «corps sain, esprit sain» souligne l'importance de ce lien et montre que le fait de prendre soin de notre bien-être physique a également une influence positive sur notre santé mentale.

Des études scientifiques montrent qu'une activité physique régulière, une alimentation saine et un sommeil suffisant peuvent soutenir la santé mentale et contribuer à la prévention et au traitement de troubles mentaux tels que la dépression et les troubles anxieux. L'activité physique, par exemple, s'est avérée efficace pour réduire le stress et l'anxiété et améliorer l'humeur.

Il y a plusieurs raisons pour lesquelles un corps sain favorise un esprit sain. D'une part, l'exercice peut améliorer l'équilibre de la chimie du cerveau en augmentant la production d'endorphines, souvent appelées «hormones du bonheur». Ces substances chimiques peuvent contribuer à améliorer l'humeur et à réduire le stress et l'anxiété.

En outre, un corps sain améliore l'estime de soi. Lorsque nous prenons bien soin de notre corps et que nous nous sentons en forme et en bonne santé, cela nous permet souvent de nous sentir mieux et mieux dans notre peau. Cela réduit la probabilité de dépression et d'anxiété.

Une bonne alimentation joue également un rôle essentiel dans le maintien de la santé mentale. Une alimentation équilibrée, riche en fruits, légumes, céréales complètes, protéines maigres et graisses saines, peut contribuer à optimiser l'équilibre des substances chimiques dans le cerveau et à soutenir la santé mentale. Certaines études ont même suggéré que certains aliments et nutriments, tels que les acides gras oméga-3 et certaines vitamines, peuvent aider à réduire le risque de troubles mentaux.

Enfin, un sommeil suffisant joue également un rôle crucial dans le maintien de notre santé mentale. Le manque de sommeil peut nuire au fonctionnement du cerveau et entraîner toute une série de problèmes, notamment des troubles de la concentration, des sautes d'humeur et une augmentation du niveau de stress. En nous assurant que nous dormons suffisamment chaque nuit, nous contribuons de manière importante à notre santé mentale.

Il est important de souligner qu'un «corps sain» est différent pour chaque personne. La santé n'est pas un concept unidimensionnel et englobe à la fois le bien-être physique et le bien-être mental. Si l'exercice physique, l'alimentation et le sommeil sont importants pour tout le monde, les besoins et les objectifs spécifiques de chaque individu sont différents. Ce qui fonctionne pour une personne peut ne pas fonctionner pour une autre.

En résumé, prendre soin de notre bien-être physique joue un rôle essentiel dans le soutien de notre santé mentale. Un corps sain favorise un esprit sain et nous aide à nous sentir mieux dans l'ensemble. En prenant soin de notre corps, nous pouvons soutenir notre santé mentale et mener une vie plus épanouie et plus longue.

Fixer et atteindre des objectifs

La définition d'objectifs est un aspect important de notre vie. Les objectifs nous donnent une direction, un point de mire, et ils nous aident à prendre des décisions et à fixer des priorités. Ils nous donnent l'impulsion et la motivation nécessaires pour sortir de notre zone de confort et nous améliorer continuellement. Ils donnent une structure et un but à notre vie.

Les objectifs peuvent être multiples. Certains peuvent être à long terme, comme la planification d'une carrière, le désir de posséder une maison ou de fonder une famille. D'autres objectifs sont à plus court terme, comme la réussite d'un examen, la réalisation d'un objectif de remise en forme ou l'apprentissage d'une nouvelle compétence. Quelle que soit leur taille ou leur horizon temporel, tous les objectifs ont un point commun : ils nous aident à prendre conscience de notre potentiel et à l'exploiter.

Mais alors que nous travaillons pour atteindre nos objectifs, il est important de reconnaître qu'en fin de compte, c'est le chemin qui est le but. La véritable récompense ne réside pas dans la réalisation de l'objectif lui-même, mais dans ce que nous apprenons et expérimentons en cours de route. Les défis que nous surmontons, les compétences que nous acquérons, les relations que nous construisons et le développement personnel que nous traversons sont d'une valeur inestimable. Ils nous façonnent et enrichissent notre vie d'une manière que la simple réalisation d'un objectif ne peut pas faire.

Le chemin vers le but peut souvent être difficile et semé d'embûches. Il y aura des moments où nous nous sentirons découragés, fatigués ou dépassés. Mais il est important de se rappeler que ces difficultés ne sont pas permanentes. Elles font partie du processus et nous offrent l'occasion de grandir et de nous développer. Chaque défi que nous surmontons nous rend plus forts et plus confiants.

C'est pourquoi il est si crucial de profiter du processus et d'apprécier chaque moment sur le chemin de l'objectif. Il s'agit de célébrer chaque pas que nous faisons, chaque décision que nous prenons et chaque expérience que nous acquérons. Il s'agit d'apprécier l'ici et maintenant pendant que nous travaillons à notre objectif.
Il est également nécessaire de revoir et d'adapter nos objectifs de temps en temps. Nos besoins et nos souhaits peuvent évoluer au fil du temps, et c'est tout à fait normal. Il est important que nos objectifs soient en accord avec nos valeurs et notre vision de la vie.

Viser des objectifs et profiter du chemin pour les atteindre est un processus continu, un voyage. Il s'agit de savoir qui nous voulons devenir et ce que nous voulons atteindre. Il s'agit de devenir la meilleure version de nous-mêmes, de réaliser nos rêves et de mener une vie épanouie et pleine de sens. Après tout, ce n'est pas seulement l'objectif qui compte, mais aussi le chemin que nous prenons pour y parvenir.

La fixation d'objectifs est une étape essentielle sur la voie du développement personnel et professionnel. Les objectifs agissent comme une boussole qui nous oriente dans la bonne direction et nous guide sur le chemin de notre destinée. Voici quelques directives pour fixer efficacement des objectifs qui soient non seulement réalisables, mais aussi motivants et épanouissants.

1. Clarté

La première chose à faire est de définir clairement votre objectif. Que voulez-vous atteindre exactement ? Plus vos objectifs sont spécifiques et détaillés, plus il vous sera facile d'élaborer un plan d'action pour les atteindre. Des objectifs vagues ou non spécifiques peuvent être source de confusion et sont difficiles à mesurer. Par exemple, au lieu de vous fixer comme objectif de «lire plus», vous pourriez vous fixer comme objectif de «lire deux livres chaque mois».

2. Réalisme

Il est important que vos objectifs soient réalistes et réalisables. Des objectifs trop éloignés de votre portée peuvent être écrasants et vous amener à vous sentir découragé. D'un autre côté, les objectifs doivent être suffisamment stimulants pour vous motiver et vous encourager. Un bon équilibre entre défi et réalisable est la clé.

3. Mesurabilité

Un bon objectif doit être mesurable. Cela signifie qu'il existe des critères clairs qui vous permettent de déterminer si vous avez atteint l'objectif ou non. Un objectif mesurable pourrait par exemple être de «perdre 5 kilos d'ici la fin de l'année» ou de «méditer 30 minutes chaque jour».

4. Un délai clairement défini

Chaque objectif devrait avoir un délai clairement défini. Une date de fin vous permet de vous concentrer clairement et vous aide à rester motivé et à garder le cap. Sans un cadre temporel, votre objectif pourrait se perdre dans l'indétermination et vous pourriez vous laisser distraire de votre travail.

5. Prendre note

Il est crucial de mettre vos objectifs par écrit. Écrire vos objectifs vous donne une vision claire de ce que vous voulez atteindre et sert de rappel permanent de ce que vous voulez accomplir. Cela rend votre objectif réel et tangible et vous aide à vous concentrer sur vos priorités.

6. Plan d'action

Une fois que vous avez clairement défini et écrit vos objectifs, il est temps d'élaborer un plan d'action. Ce plan doit contenir des étapes concrètes que vous prendrez pour atteindre vos objectifs. Un bon plan d'action vous donne une direction claire et vous aide à rester concentré et motivé.

La fixation d'objectifs est un outil puissant pour réaliser vos rêves et vos ambitions. N'oubliez pas que le chemin vers le succès n'est pas une ligne droite. Il y aura des hauts et des bas, et il est important de se concentrer sur le processus et pas seulement sur le résultat final. Chaque étape que vous franchissez pour atteindre vos objectifs est une victoire en soi. Tenez-vous en à votre plan, restez engagé et vous réussirez certainement.

Exercice : La visualisation des objectifs

Cet exercice se concentre sur la visualisation d'un objectif ou d'une intention spécifique que vous souhaitez atteindre.

Choisissez un objectif que vous souhaitez atteindre. Il peut être grand ou petit, à court ou à long terme.

Prenez un moment pour visualiser cet objectif, comme s'il était déjà atteint. À quoi ressemble-t-il ? Quelle est sa sensation ? Qu'entendez-vous, sentez-vous ou goûtez-vous ?

Laissez-vous envahir par les émotions positives liées à cette vision.

Répétez cet exercice régulièrement et observez si et comment votre réalité change pour vous rapprocher de cette vision.

Les bonnes choses prennent du temps

La nature elle-même nous enseigne que le changement est un processus qui prend du temps. Une graine plantée dans le sol ne se transforme pas en un arbre puissant du jour au lendemain. Elle a besoin de temps, de nutriments et de suffisamment de lumière du soleil pour germer, grandir et finalement porter des fruits. Il en va de même pour les grands changements dans notre vie, qu'il s'agisse d'une nouvelle carrière, de la création d'une entreprise, de l'amélioration de notre santé ou du développement d'une compétence. Tous ces objectifs demandent du temps, de la patience, de la constance et un travail acharné.

Il n'existe pas de raccourcis vers le succès ni de pilules miracles qui nous amènent immédiatement là où nous voulons être. Le changement, en particulier le changement important, est un processus graduel qui exige de la persévérance et de l'engagement. C'est un marathon, pas un sprint.

Il faut garder à l'esprit que des obstacles et des échecs surviendront inévitablement sur le chemin du changement. Aucun voyage n'est jamais totalement lisse et rectiligne. Il y a des hauts et des bas, des virages et des détours. Les échecs sont une partie naturelle et inévitable du processus de changement.

Que faire alors lorsque l'on rencontre des échecs ?

Premièrement, il est important de ne pas les considérer comme des échecs définitifs, mais comme faisant partie du processus d'apprentissage. Chaque revers, chaque défaite apporte son lot de leçons. Ils nous donnent un précieux feed-back sur ce qui fonctionne et ce qui ne fonctionne pas, et ils peuvent nous inspirer pour essayer de nouvelles stratégies et approches.

Deuxièmement, nous ne devrions pas nous laisser décourager par les échecs. Il est naturel de se sentir déçu ou frustré lorsque les choses ne se déroulent pas comme nous l'avions imaginé. Mais au lieu de laisser ces sentiments nous tirer vers le bas, nous pouvons les utiliser comme moteur pour travailler encore plus dur et nous accrocher à nos objectifs avec encore plus de détermination.

Troisièmement, il est utile de se rappeler pourquoi nous voulons ce changement en premier lieu. Notre «pourquoi» est notre motivation la plus forte. C'est ce qui nous motive, même lorsque les choses deviennent difficiles. Si nous avons notre «pourquoi» clairement en tête, nous pouvons surmonter chaque revers et chaque défi que nous rencontrons.

Enfin, nous devrions nous reconnaître et nous récompenser pour chaque progrès que nous faisons, aussi petit soit-il. Chaque pas que nous faisons sur la voie du changement est une victoire qui doit être célébrée.

De grands changements sont possibles, mais ils prennent du temps. Ils exigent de la patience, de la constance et la volonté de considérer les échecs comme des opportunités d'apprentissage et de croissance. Mais avec le bon état d'esprit et la bonne attitude, nous pouvons réaliser tous les changements que nous souhaitons. Et à la fin du voyage, nous constaterons que ce n'était pas seulement la destination qui comptait, mais aussi le voyage lui-même. Car c'est le voyage qui nous façonne, nous fait grandir et nous permet de devenir la personne que nous voulons être.

RÉSUMÉ ET CONCLUSION

Toutes nos félicitations ! Vous avez entrepris un voyage à travers ce livre et vous en êtes maintenant à ce point décisif. Une section touche à sa fin, un chapitre se referme, un processus s'achève, et ce qui reste est la quintessence de notre voyage commun.

La structure de base de cette œuvre s'est divisée en deux parties essentielles, toutes deux consacrées à une réflexion profonde sur notre propre existence. Chaque partie a mis en lumière un aspect à la fois important et unique de notre vie.

Dans la première partie du livre (chapitre 1), nous avons plongé dans les profondeurs de notre passé. Il s'agissait d'une expédition dans les recoins souvent cachés de notre mémoire, au cours de laquelle nous avons tenté de percer les secrets de nos anciennes blessures et vexations émotionnelles. Avec l'aide de techniques et de méthodes ciblées, nous avons appris à gérer de manière constructive les aspects les moins réjouissants de notre passé. Notre tâche n'était pas de changer le passé - car c'est tout simplement impossible - mais de l'accepter et d'en tirer des leçons. C'est pourquoi j'ai délibérément choisi de garder cette partie compacte. Car s'il est important de reconnaître et d'apprécier le passé, nous ne devons jamais oublier que nous ne vivons pas dans ce passé.

La deuxième partie de ce livre (chapitres 2 et 3) nous a fait voyager dans le présent immédiat et l'avenir incertain. Ici, nous nous sommes concentrés sur la prise de mesures concrètes pour tirer le meilleur parti de notre vie actuelle et nous préparer à un avenir épanouissant. Mon souhait le plus pressant est le suivant : portez également votre regard sur le présent et l'avenir. Consacrez-vous à votre propre développement et à votre croissance.

Profitez de la joie qu'offre le moment présent et allez de l'avant avec un esprit positif. Laissez vos actions naître d'un lieu d'amour et d'estime de soi. Intériorisez la croyance en votre propre valeur et apprenez à vous reconnaître comme l'être merveilleux que vous êtes. Vous êtes plus que votre passé, vous êtes l'ici et maintenant, vous êtes l'avenir, et vous valez la peine de vivre et de profiter de toute la beauté et de l'abondance que la vie a à offrir. Chaque moment où vous respirez en est la preuve. Et ce moment, c'est maintenant.

Impressum

Auteur : Simone Goldmann
Ton enfant intérieur n'a rien à faire
ISBN: 9798860136977

L'auteur est représenté par : Mathis Kirschenberger1380 S N 3/6, Alsancak, Konak, Izmir, Turkey

Printed in France by Amazon
Brétigny-sur-Orge, FR

14926881R00082